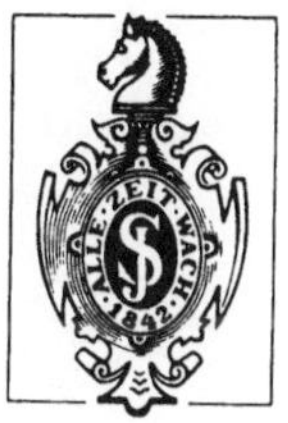

E. Zeitler Th. Schmidt (Hrsg.)

Strahlenexposition bei der Digitalen Subtraktionsangiographie

Springer-Verlag
Berlin Heidelberg New York
London Paris Tokyo

Prof. Dr. med. E. Zeitler
Radiologisches Zentrum
Abt. Diagnostik
Klinikum Nürnberg
Flurstraße 17
8500 Nürnberg

Priv. Doz. Dr. rer. nat. Th. Schmidt
Radiologisches Zentrum
Abt. Medizin. Physik
Klinikum Nürnberg
Flurstraße 17
8500 Nürnberg

ISBN-13:978-3-540-17988-7   e-ISBN-13:978-3-642-72787-0
DOI: 10. 1007/978-3-642-72787-0

Die Wiedergabe von Gebrauchsnamen, Handelsnamen, Warenbezeichnungen usw. in diesem Werk berechtigt auch ohne besondere Kennzeichnung nicht zu der Annahme, daß solche Namen im Sinne der Warenzeichen- und Markenschutz-Gesetzgebung als frei zu betrachten wären und daher von jedermann benutzt werden dürften.

Produkthaftung: Für Angaben über Dosierungsanweisungen und Applikationsformen kann vom Verlag keine Gewähr übernommen werden. Derartige Angaben müssen vom jeweiligen Anwender im Einzelfall anhand anderer Literaturstellen auf ihre Richtigkeit überprüft werden.

2121/3140/543210

Inhaltsverzeichnis

VI

Autorenverzeichnis

AICHINGER, HORST, Dr.
Firma Siemens AG
Unternehmensbereich Medizinische Technik
Henkestraße 127, 8520 Erlangen

BANZER, DIETRICH, Priv.-Doz. Dr.
Chefarzt der Röntgen- und Nuklearmedizinischen Abteilung
im Krankenhaus Zehlendorf (Behring-Krankenhaus)
Gimpelsteig 3–5, 1000 Berlin 37

BERGER, TH., Dr.
Abteilung für Röntgendiagnostik im Klinikum Steglitz
der Freien Universität Berlin
Hindenburgdamm 30, 1000 Berlin 45

BUSCH, HANS-PETER, Dr.
Institut für Radiologie im Klinikum Mannheim
Theodor-Kutzer-Ufer, 6800 Mannheim 1

DIERKER, JOACHIM, Dr.
Firma Siemens AG
Unternehmensbereich Medizinische Technik
Henkestraße 127, 8520 Erlangen

EWEN, KLAUS, Priv.-Doz. Dr.
Zentralstelle für Sicherheitstechnik
des Landes Nordrhein-Westfalen
Uhlenbergstraße 127–131, 4000 Düsseldorf 1

FRIEDRICH, MICHAEL, Prof. Dr.
Leitender Oberarzt der Abteilung für Röntgendiagnostik
im Klinikum Steglitz der Freien Universität Berlin
Hindenburgdamm 30, 1000 Berlin 45

HUBER, R.
Bayerisches Landesinstitut für Arbeitsschutz
Pfarrstraße 3, 8000 München 22

LANG, GERHARD, Dr.-Ing.
Firma C. H. F. Müller
Unternehmensbereich der Philips GmbH
Röntgenstraße 24, 2000 Hamburg 63

LEICHTLE, P.
Firma C. H. F. Müller
Unternehmensbereich der Philips GmbH
Röntgenstraße 24, 2000 Hamburg 63

MARHOFF, PAUL
Firma Siemens AG
Unternehmensbereich Medizinische Technik
Henkestraße 127, 8520 Erlangen

NEUFANG, KARL-FRIEDRICH, Dr.
Radiologisches Institut und Poliklinik
im Zentralklinikum der Universität Köln
Joseph-Stelzmann-Straße, 5000 Köln 41

PAXMANN, P.
Firma Picker International GmbH
Bärmannstraße 38, 8000 München 60

REHM, HANS-JOACHIM, Dr.
Abteilung für Medizinische Physik im Radiologischen
Zentrum des Städtischen Klinikums Nürnberg
Flurstraße 17, 8500 Nürnberg 91

RIEMANN, HELMUT, Prof. Dr.
Geschäftsführender Direktor des Zentrums für Radiologie
im Klinikum der Johann-Wolfgang-Goethe-Universität
Theodor-Stern-Kai 7, 6000 Frankfurt/Main 70

SCHMIDT, THEODOR, Priv.-Doz. Dr. Dr.
Leiter der Abteilung für Medizinische Physik im Radiologischen
Zentrum des Städtischen Klinikums Nürnberg
Flurstraße 17, 8500 Nürnberg

SCHÖFER, HANS, Dipl.-Phys.
Bayerisches Landesinstitut für Arbeitsschutz
Pfarrstraße 3, 8000 München 22

SCHULKE, E.
Firma Picker International GmbH
Bärmannstraße 38, 8000 München 60

SEYFERTH, WALTER, Priv.-Doz. Dr.
Oberarzt der Abteilung für Röntgendiagnostik im Radiologischen
Zentrum des Städtischen Klinikums Nürnberg
Flurstraße 17, 8500 Nürnberg 91

ZEITLER, EBERHARD, Prof. Dr.
Chefarzt der Abteilung Röntgendiagnostik im Radiologischen
Zentrum des Städtischen Klinikums Nürnberg
Flurstraße 17, 8500 Nürnberg

Abschätzung der Strahlenexposition
des Patienten anhand der Betriebsdaten
beim Arbeiten mit DSA-Einrichtungen

G. LANG, H. LEICHTLE

Einleitung

Strahlenschutzmaßnahmen bezogen sich in der Vergangenheit vielfach in erster Linie auf den Schutz des Bedienungspersonals und die Umgebung der Röntgenarbeitsplätze. Die Röntgenverordnung vom 1. März 1973 brachte in dieser Hinsicht eine wichtige Änderung mit sich. Gemäß § 29 dieser Verordnung müssen Aufzeichnungen angefertigt werden, aus denen die Strahlenbelastungen der untersuchten Personen rekonstruiert werden können. Diese Forderung führte unter anderem dazu, daß bei Röntgeneinrichtungen, die mit Belichtungsautomatik oder automatischer Dosisleistungsregelung arbeiten, die Abschaltdosis und die Bildverstärker-Eintrittsdosisleistung als Standarddaten festgehalten und einmal jährlich überprüft werden müssen. Diese Dosis- bzw. Dosisleistungswerte sind apparativ bedingte Größen. Ihre Werte werden durch die Röntgeneinrichtung und die in ihr verwendeten Detektoren, wie Film-Folien-Systeme und Röntgenbildverstärker-Fernsehsysteme bestimmt. Die Einfallsdosis bzw. Einfallsdosisleistung werden jedoch durch diese beiden apparativ vorgegebenen Größen nicht eindeutig festgelegt, obwohl gerade die Einfallsdosen zum Abschätzen der Strahlenbelastung besonders gut geeignet sind. Es erübrigt sich eigentlich darauf hinzuweisen, daß die gesamte Strahlentherapie im Prinzip darauf beruht, daß man die Dosisverteilungen im Innern des bestrahlten Objektes anhand der Einfallsdosen und der zugehörigen Feldgrößen und Einstrahlrichtungen berechnet. Eine Berechnung anhand von Dosen oder Dosisleistungen, die hinter dem Patienten gemessen werden, wird kaum durchgeführt. Ändert man beispielsweise bei einer Röntgendiagnostikeinrichtung die Absorptionseigenschaften des Rasters oder den Festfilterwert des Strahlers und läßt alle übrigen Bedingungen konstant, bleiben die Werte der Abschaltdosis und der Bildverstärker-Eintrittsdosisleistung gleich, obwohl die Belastung des Patienten geändert wird. In gleicher Weise ist die Strahlenbelastung von Objekt zu Objekt unterschiedlich, wenn die Schwächungseigenschaften verschieden sind, während alle anderen Bedingungen wie Abschaltdosis, Hochspannung bzw. Bildverstärker-Eintrittsdosisleistung konstant gehalten werden. Bei Röntgendurchleuchtungseinrichtungen wird die Eintrittsdosisleistung, gemessen unmittelbar am Bildverstärkereintrittsfenster ohne dazwischenliegendem Raster, automatisch konstant gehalten. Dabei werden sowohl der Röhrenstrom als auch die Hochspannung kontinuierlich gesteuert, weshalb die Einfallsdosisleistung, und damit auch die gesamte Einfallsdosis nur schwer rekonstruierbar sind. Eine meßtechnische Abhilfe besteht darin, daß man mit einer geeigneten Meßkammer, die am Strahlenaustrittsfenster angebracht wird, das vom Brennfleckabstand unabhängige Flächendosisprodukt mißt. Diese Meßgröße gestattet, bei Kenntnis des Öffnungswinkels des Nutzstrahlenkegels die Einfallsdosis sowohl bei Durchleuchtungen als auch bei Röntgenaufnahmen zu rekonstruieren und stellt eine allgemein anerkannte

Größe für das Abschätzen der Strahlenexposition des Patienten dar. Moderne Röntgeneinrichtungen sind in der Regel mit Flächendosisproduktmeßgeräten ausgestattet.

Vorgehensweise bei DSA-Einrichtungen

Wenn bei einer DSA-Einrichtung ein Flächendosisproduktmeßgerät vorhanden ist, erübrigen sich alle weiteren Hinweise. Grundsätzlich besteht jedoch bei einer DSA-Einrichtung die Möglichkeit, die Einfallsdosis anhand der Betriebsdaten abzuschätzen. Dies kann in der gleichen Weise geschehen wie bei Röntgenaufnahmen, bei denen man mit freier Einstellung, d.h. mit manueller Vorwahl von Hochspannung und mAs-Produkt arbeitet. Bei DSA-Einrichtungen werden während der Untersuchung Röhrenstrom und Hochspannung konstant gehalten, um für die Subtraktion geeignete Durchstrahlungsbilder zu erhalten. Die Hochspannung und der Röhrenstrom werden lediglich beim Durchführen der sogenannten Testschüsse den Schwächungseigenschaften des Objektes angepaßt. Die Testschüsse werden entweder manuell oder automatisch durchgeführt. Sie dienen dazu, die Dosisleistung so zu bemessen, daß dem Röntgenbildverstärker-Fernsehsystem genügend hohe Strahlungsintensität zugeführt wird, um ein für die Qualität des Subtraktionsbildes ausreichendes Signal-Rausch-Verhältnis zu erzielen. Je nach Aufbau des Systems werden die Testschüsse mit der gleichen Strahlenintensität wie die später durchzuführenden Aufnahmen oder aber wie bei einigen Testschußautomatiken mit ca. 20 bis 50% der später anzuwendenden Dosisleistungen durchgeführt.

Die Hochspannung und der Röhrenstrom bzw. das gesamte mAs-Produkt werden den Betriebsdaten entnommen, die entweder automatisch angezeigt oder an der DSA-Einrichtung abgefragt werden können. Ganz allgemein gesprochen genügt es, die Einfallsdosis für ein einzelnes Bild zu ermitteln, das sich in der Regel aus mehreren additiv gespeicherten Vollbildern zusammensetzt, die meist aus zwei Halbbildern mit Zeilensprung zusammengesetzt werden. Hier soll der Fall behandelt werden, daß ein für die Subtraktion gespeichertes Bild aus 4 Vollbildern zusammengesetzt wird. Um diese Bilder zu erzeugen, strahlt die Röntgeneinrichtung beispielsweise 200 ms. Diese Strahlzeit muß für die Dosisabschätzung je Bild bekannt sein. Sie ist von Fabrikat zu Fabrikat verschieden. Andererseits könnte man das mAs-Produkt je Bild nach Vollendung einer Untersuchung einfach dadurch ermitteln, daß man das aufgelaufene mAs-Produkt durch die Zahl der angefertigten Bilder teilt. Anhand der erwähnten Daten kann man zum Beispiel nach dem bekannten Diagramm von Wachsmann [1] die Gewebeoberflächendosen (Einfallsdosen mit entsprechender Korrektur bezüglich der Rückstreuung) abschätzen.
Zum direkten Errechnen bzw. Abschätzen der Einfallsdosis je Bild anhand der Betriebsdaten muß die Äquivalentdosisleistungskonstante der betreffenden Röntgeneinrichtung bekannt sein. Ein Beispiel für den Verlauf dieser Konstanten als Funktion der Röhrenspannung für den Bereich von 50 kV bis 120 kV wird in Abb. 1 gezeigt.
Die Werte sind der logarithmischen Darstellung in DIN 6812, Bild 1 entnommen. Sie gelten für ein Gesamtfilter von 3 mm Al. Geht man davon aus, daß, wie die Erfah-

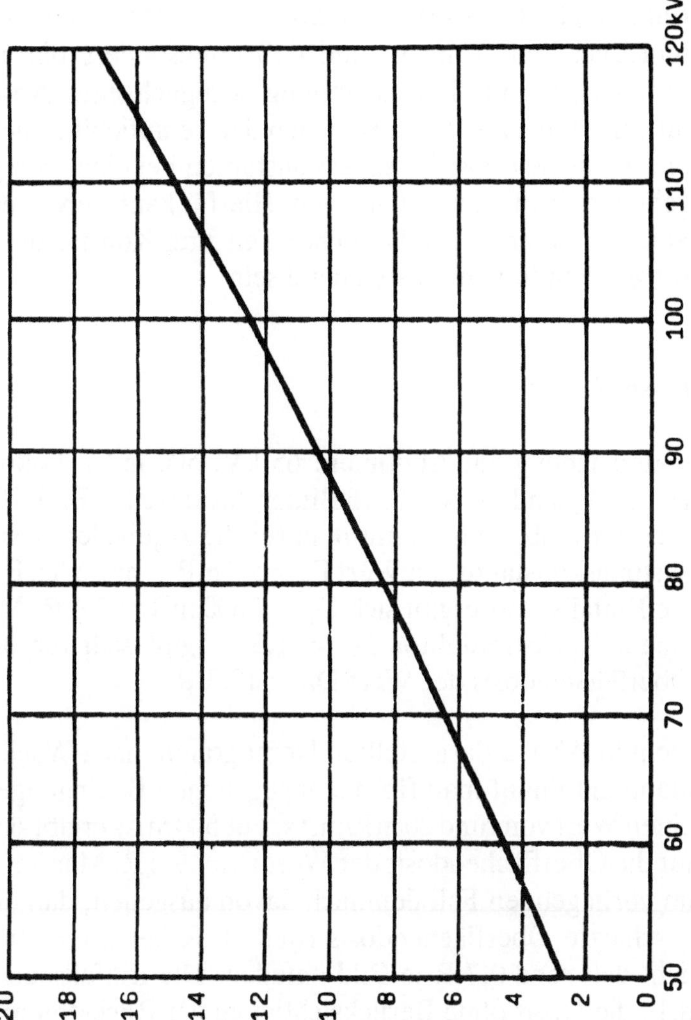

Abb. 1. Äquivalentdosisleistungskonstante für eine Gesamt-filterung von 3 mm Al (Die Werte wurden der logarithmischen Darstellung in DIN 6812, Abb. 1, entnommen und von mS · m²/ mA · min in mR · m²/mA · s umgerechnet.)

rung zeigt, die Werte von Strahler zu Strahler unterschiedlich sein können, und daß insbesondere die am Strahler liegende Hochspannung bezüglich ihrer Absolutwerte um $+/-$ 10% abweichen darf, empfiehlt es sich, die Äquivalentdosisleistungskonstanten bei einer vorgegebenen Einrichtung zu messen. Hierfür kann bereits ein Stabdosimeter, wie in DIN 6868 Teil 3 für Konstanzmessungen empfohlen, ausreichend sein.

Beispiel 1:

Untersuchung am Abdomen, 65 kV, 500 mAs, Fokus-Haut-Abstand ca. 60 cm, 15 Bilder, Strahlzeit je Bild: 200 ms. Der Abb. 1 entnimmt man für die Äquivalentdosisleistungskonstante den Wert $\Gamma_R = 5{,}5\,\mathrm{mR} \times \mathrm{m}^2/\mathrm{mAs}$. Für die Einfallsdosis ergibt sich $D_E = 7600\,\mathrm{mR} = 7{,}6\,\mathrm{R}$. Mit einem Rückstreufaktor $F_R = 1{,}35$ ergibt sich für die Oberflächendosis der Wert $D_O = 10{,}3\,\mathrm{R}$.

Dem in Abb. 2 dargestellten Nomogramm nach Wachsmann entnimmt man für die angegebenen Bedingungen einen Wert von rund 20 mR/mAs. Für 500 mAs ergibt sich für die Oberflächendosis der Wert $D_O = 9{,}5\,\mathrm{R}$. Man kann im vorliegenden Fall demnach davon ausgehen, daß die geschätzte Oberflächendosis rund 10 R betragen wird, d. h. daß rund 0,7 R je Bild anfallen. Die Einfallsdosis, d. h. die Dosis ohne Berücksichtigung der Rückstreuung aus dem Objekt beträgt rund 0,5 R je Bild. Das Beispiel zeigt den an sich selbstverständlichen Sachverhalt, daß die gesamte Einfallsdosis je Untersuchung vor allem von der Anzahl der für die Untersuchung benötigten Bilder abhängt.

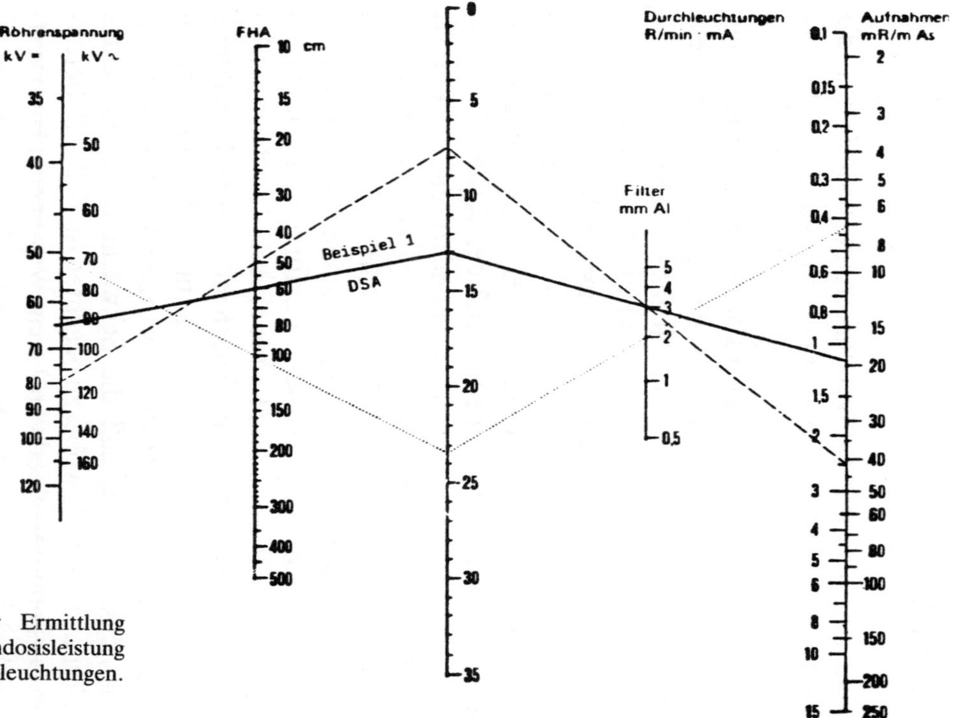

Abb. 2. Nomogramm zur Ermittlung der Gewebe-Oberflächendosisleistung bei Aufnahmen und Durchleuchtungen. (Aus [2])

Beispiel 2:

Geht man von der Bildverstärkereintrittsdosis aus, die
für das hier verwendete Format von rund 25 cm Durchmesser bei 0,7 mR je Bild liegt, so läßt sich die Einfalls-
bzw. Oberflächendosis nur rekonstruieren, wenn wenig-
stens die Schwächung der Strahlung durch das Objekt
und durch den Raster, der Hochspannungsbereich, in
dem gearbeitet wird und die Abstände der Oberfläche
des Objektes und des Eintrittsfensters des Bildverstärkers vom Fokus bekannt sind. Im vorliegenden Fall wird
davon ausgegangen, daß man mit Hochspannungen zwischen 60 und 70 kV arbeitet, daß der Raster die Nutz-
strahlenintensität um ca. 1/3 vermindert, daß das Objekt
die Strahlenintensität um den Faktor 200 schwächt (ca. 17
cm Wasser), und daß der Bildverstärker-Fokus-Abstand
90 cm und der Fokus-Objekt-Abstand 60 cm betragen.
Unter Berücksichtigung dieser Faktoren und einer Dosis
pro Bild von 0,7 mR erhält man eine Einfallsdosis je Bild
von 0,45 R. Damit liegt man auch mit dieser Abschätzung
in der Nähe der Dosiswerte, die mit Hilfe der anderen
beiden Methoden abgeschätzt wurden. Die Schwierigkeit
liegt jedoch darin, daß die Schwächung des Objektes
bekannt sein muß, wobei zu beachten ist, daß z. B. bereits
ein Dickenunterschied von 2,5 cm Wasser eine Halbwert-
schichtdicke ausmacht, wodurch wiederum die errech-
nete Einfallsdosis sofort um den Faktor 2 vermindert
oder vergrößert wird. In der Praxis wird mit Bildverstär-
kereintrittsdosiswerten zwischen 0,3 mR und 1 mR je
Bild gearbeitet, die abgeschätzten Dosiswerte sind dann
entsprechend niedriger oder höher.
Zusammenfassend kann gesagt werden, daß die Abschätzung der Einfallsdosis bzw. der Oberflächendosis bei der

digitalen Subtraktionsangiographie nach den gleichen Methoden vorgenommen werden kann, wie dies bei der Röntgenaufnahmetechnik bei freier Einstellung möglich ist. Da die Testschüsse am Patienten durchgeführt werden, empfiehlt es sich, für die Testschüsse, je nach Strahlenintensität, einen entsprechenden Bruchteil oder den Dosiswert einer ganzen Aufnahme zu dem der gesamten Serie hinzuzuzählen. Die gegebenen Beispiele sollen einen Anhaltspunkt für das Abschätzen der Dosis für diejenigen Fälle geben, bei denen nicht auf ein Flächendosisproduktmeßgerät zurückgegriffen werden kann.

Literatur

1. Jäger R, Hübner W (Hrsg) (1974) Dosimetrie und Strahlenschutz. Thieme Stuttgart
2. Stieve F-E (1979) Strahlenschutzkurs für Ärzte. Grundkurs mit Teil 1. Hildegard Hoffmann, Berlin
3. DIN 6812. Medizinische Röntgenanlagen bis 300 kV. Strahlenschutzregeln für die Errichtung

Zur Bildgüte und Systemdosis bei gepulstem und fluoroskopischem DSA-Betrieb

H. AICHINGER, J. DIERKER, P. MARHOFF

Einleitung und Problemstellung

Bildgüte und Strahlenexposition stehen stets in einem engen Zusammenhang und können nicht getrennt voneinander betrachtet werden.

Die Abbildung 1 zeigt die vielfältigen Einflußgrößen. Die beim Strahler und Untersuchungsgerät aufgelisteten Größen müssen auf die diagnostische Aufgabe abge-

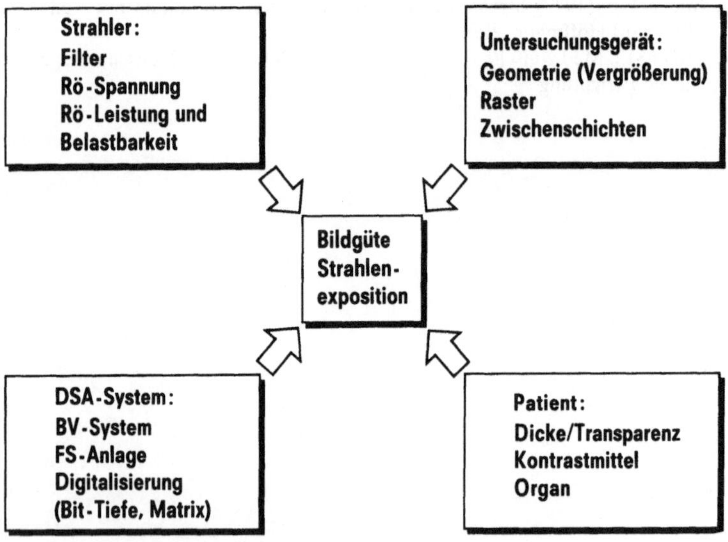

Abb. 1. Einflußgrößen auf Bildgüte und Strahlenexposition

stimmt werden, damit das bildaufnehmende und verarbeitende DSA-System ein optimales Bild bei allen durch den Patienten gegebenen Aufnahmesituationen bei möglichst geringer Strahlenexposition liefern kann.

In diesem Beitrag soll nur auf die Fragen bezüglich der Strahlenqualität eingegangen werden. Dieses Vorgehen ist sinnvoll bei Vergleich von fluoroskopischem und gepulstem DSA-Betrieb an ein und derselben Gerätekonfiguration und erleichtert die übersichtliche Darstellung beider Betriebsarten. Auf den Einfluß gerätespezifischer Daten soll in einem Beispiel hingewiesen werden. Welche Größe bestimmt beim DSA-Betrieb – im Gegensatz zur konventionellen Angiographie mit Film-Folien-Systemen (FFS) – das Kontrastauflösungsvermögen?

Beim FFS ist der kleinste darstellbare Kontrastunterschied durch die Steilheit der sog. charakteristischen Kurve gegeben, die den Zusammenhang zwischen der Systemdosis und der resultierenden optischen Dichte des Films angibt.

Die Abbildung 2 zeigt die Verhältnisse wie sie bei der peripheren Extremitätenangiographie bei etwa 70 kV Röhrenspannung vorkommen. Die Schwärzungsbereiche, in denen Knochen und Gewebe abgebildet werden, sind für den Fall angegeben, daß der steilste Bereich der charakteristischen Kurve genutzt wird.

Bei der Röhrenspannungswahl muß wegen des darzustellenden Objektumfangs unter Beachtung der Röhrenleistung und Schaltzeit des Generators ein Kompromiß gefunden werden. Dies ist im gezeigten Beispiel, wie die Gradientenkurve beweist (Abb. 3), gut gelungen.

Knochen und Gewebe liegen etwa im Bereich des maximalen γ-Wertes. Auch die kontrastreiche Darstellung der kontrastmittelgefüllten Gefäße (Abb. 4) ist gewähr-

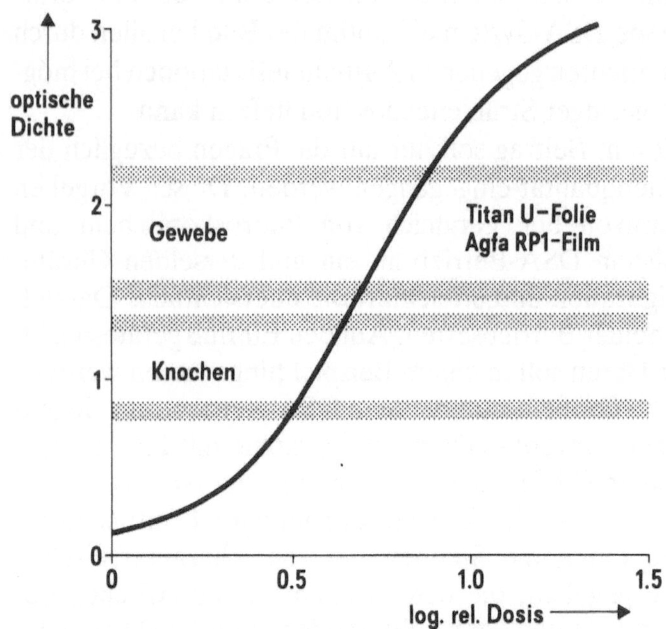

Abb. 2. Charakteristische Kurve eines Film-Folien-Systems

leistet, da das Maximum des Röntgenbremsspektrums bei 70 kV knapp oberhalb der Jodabsorptionskante liegt. Mit zunehmender Objektdicke verschiebt sich dieses jedoch zu höheren Energien.

Bei der DSA sind auf den ersten Blick die Verhältnisse leichter zu überschauen. Bedingt durch die lineare Signalübertragung durch das BV-FS-System und die Möglichkeit Kontraste mittels der Fenstertechnik zu verstärken, ist die Kontrastauflösung bei gegebener Kontrastmittelkonzentration und Detailgröße nur durch das Rauschen begrenzt.

12

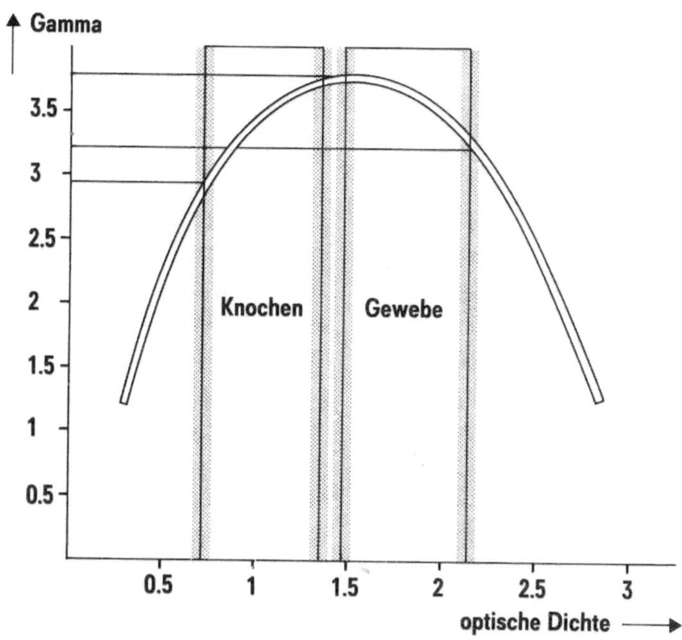

Abb. 3. Gradient (Steilheit) γ als Funktion der optischen Dichte

Signal-/Rauschverhältnis S/R bei der DSA

Die Kontrastauflösung wird mit Hilfe des Signal-/Rausch-verhältnisses S/R beschrieben. Rauschquellen sind das Quantenrauschen, das Fernsehrauschen und das Diskretisierungsrauschen, das durch die Signalverarbeitung mit einer endlichen Anzahl von Grauwerten entsteht.
Im folgenden soll nur das Quantenrauschen betrachtet werden. Für die weiteren Betrachtungen wird daher ein optimiertes DSA-System vorausgesetzt, also z. B. ein sol-

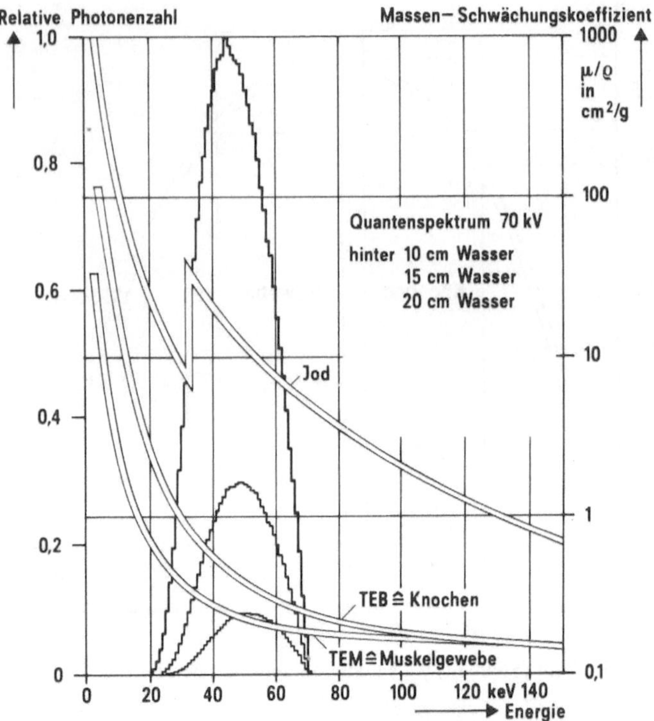

Abb. 4. Röhrenspannungswahl und Jodkontrast bei der Extremitätenangiographie

ches mit ausreichend großer Bit-Tiefe. Für Details oberhalb der Erkennbarkeitsschwelle gilt:

$$(1) \quad S/R \propto C_{KM} \cdot \sqrt{D}; \qquad\qquad [3,4,5,6,7]$$

C_{KM} bedeutet hierbei die Kontrastmittelkonzentration, D die Systemdosis am Bildverstärkereingang. Die Beziehung beschreibt das Signal-/Rauschverhältnis in Abhängigkeit von Kontrastmittelkonzentration und Systemdosis bei konstanten Aufnahmebedingungen (kV, Objekt-

14

dicke). Eine Verdopplung des S/R-Verhältnisses wird
also z. B. durch Verdopplung der Kontrastmittelkonzentration oder eine Vervierfachung der Systemdosis erreicht.

Konstante Aufnahmebedingungen (kV, Objektdicke):

$$S/R \propto C_{KM} \cdot \sqrt{D};$$

C_{KM} = Kontrastmittelkonzentration
D = Systemdosis am BV-Eingang

Modellbetrachtung (monoenergetischer Fall):

$$S = N_1(E) - N_2(E); \quad R = \sqrt{N_1(E)};$$

$$\frac{S}{R} \propto \Delta\mu(E) \cdot t \cdot \sqrt{N(E)}$$

$\Delta\mu(E)$ = Unterschied der Absorptionskoef-
fizienten von Wasser und KM
$N(E)$ im Cs J-Schirm absorbierte
Quanten/Pixel
t = Gefäßdurchmesser

Allgemeiner Fall: Integration über Bremsspektrum

Für eine allgemeine Betrachtung muß die Energieabhängigkeit des S/R-Verhältnisses und der Einfluß unterschiedlicher Objektdicken Berücksichtigung finden. Mit
Hilfe folgender Modellvorstellung kann die Beziehung
$S/R \propto C_{KM} \cdot \sqrt{D}$ umgeformt werden:

In einem Phantom (z. B. H_2O) der Dicke d sei ein kon-
trastmittelgefülltes Gefäß (z. B. „Belegung" 3 mg/cm^2)
mit der Dicke t eingebracht.

Weiter sei:
$N_0(E)$ Anzahl der pro Flächeneinheit einfallenden
Quanten der Energie E,
$N_1(E)$ Anzahl der pro Flächeneinheit austretenden
Quanten der Energie E,

N_2 (E) Anzahl der pro Flächeneinheit austretenden Quanten der Energie E im Bereich des Gefäßes.

Die Berechnung des S/R-Verhältnisses erfolgt zunächst für den monoenergetischen Fall ohne Berücksichtigung der Streustrahlung.
Das Signal S ist die Differenz der Quantenzahlen ohne Gefäß N_1 (E) und im Bereich des Gefäßes N_2 (E).

(2) $S = N_1 (E) - N_2 (E)$:

Aufgrund des exponentiellen Absorptionsgesetzes
(μ = Absorptionskoeffizient von H_2O
μ' = Absorptionskoeffizient des KM)

ergibt sich hieraus

(3) $S = (\mu'(E) - \mu(E)) \cdot t \cdot N_1(E) = \Delta\mu(E) \cdot t \cdot N_1(E)$

Das Quantenrauschen ergibt sich als Standardabweichung der austretenden Quantenzahl (4) $R = \sqrt{N_1(E)}$.

Hieraus folgt schließlich:

(5) $S/R \propto \Delta\mu(E) \cdot t \cdot \sqrt{N(E)}$.

Diese Beziehung ist völlig analog zu der oben gegebenen Definition (1) des S/R-Verhältnisses, $N(E)$ ist die im CsJ-Eingangsschirm des BV absorbierte Quantenzahl pro Pixel und mAs-Wert entsprechend der gewählten Systemdosis. Hier wird also gleichzeitig die Energieabhängigkeit der Absorption im BV-Eingangsschirm berücksichtigt. Für Bremsstrahlung muß über das Bremsspektrum integriert werden.
Das Ergebnis für eine Systemdosis von 500 μR/Bild für Wasserdicken von 15–25 cm zeigt Abb. 5.

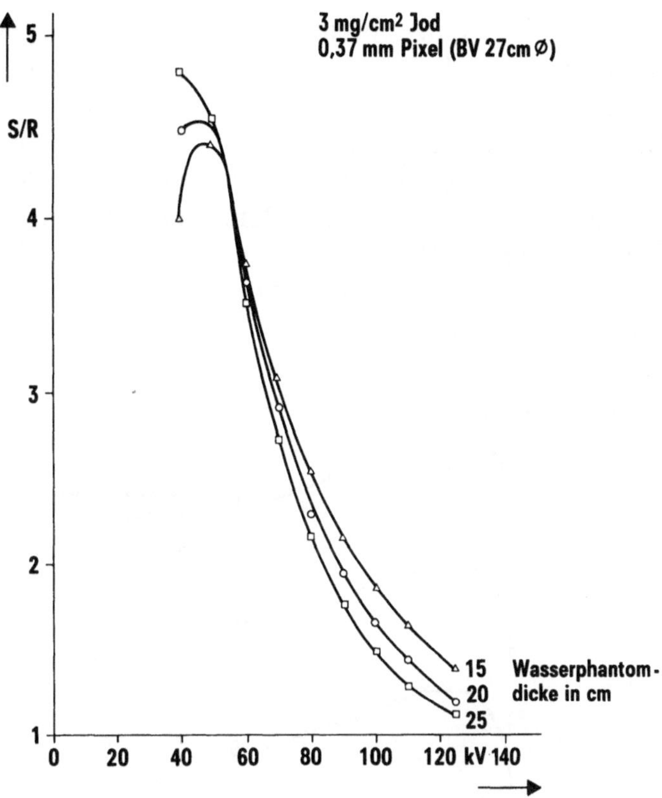

Abb. 5. S/R-Verhältnis als Funktion der Röhrenspannung

Mit zunehmender Röhrenspannung fällt das S/R-Verhält-
nis oberhalb 60 kV ab. Das Maximum liegt wie zu erwarten, bedingt durch die Jodabsorptionskante (bei 33 keV)
im Kontrastmittel und CsJ-Schirm und die Cs-Absorp-
tionskante (bei 36 keV) im CsJ-Schirm, bei 40–50 kV.
Unterhalb 60 kV steigt das S/R-Verhältnis mit zunehmender Phantomdicke interessanterweise an, weil sich das

Maximum des Röntgenbremsspektrums von niedrigeren
Energien her zur Jod- bzw. Cäsiumabsorptionskante hin
verschiebt.

Die Strahlenexposition ist bei dieser Betrachtung noch
nicht berücksichtigt. Dies kann – wie verschiedene Autoren angegeben haben – durch Berechnung des Verhält-
nisses $(S/R)^2$/Eintrittsdosis geschehen [1, 2, 8]. Der Quo-
tient $(S/R)^2$/Eintrittsdosis wurde in der Literatur auch als
Gütezahl bezeichnet.

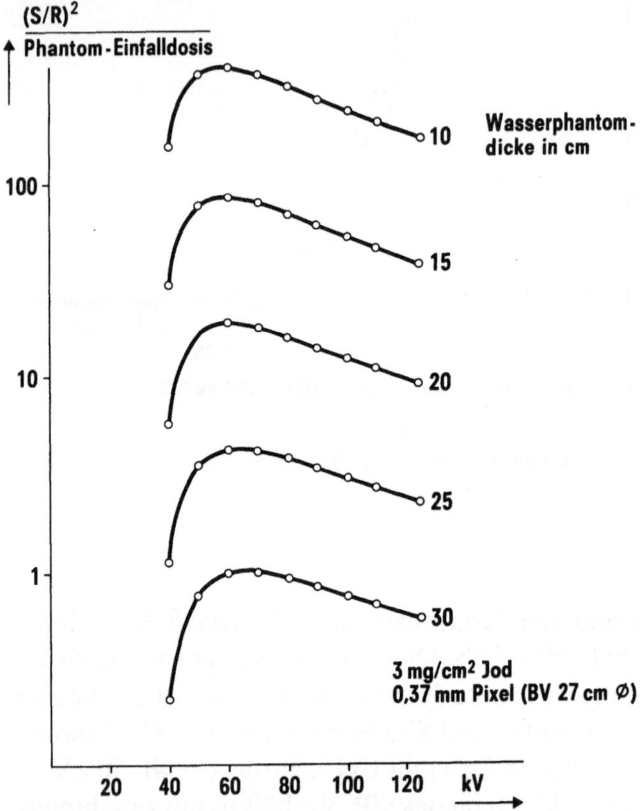

Abb. 6. „Gütezahl" als Funktion der Röhrenspannung

Das Ergebnis der Berechnung der Gütezahl zeigt Abb. 6
wiederum für verschiedene Wasserdicken als Parameter.
Die Kurven sind nun unabhängig von der Systemdosis.
Sie zeigen ein Optimum, das fast unabhängig von der
Objektdicke im Bereich von 60–65 kV liegt.
Bisher wurde der Einfluß von Streustrahlung und der von
Absorption durch Zwischenschichten, wie z.B. der Lage-
rungsplatte, nicht berücksichtigt.
In Abb. 7 wird dies für eine Objektdicke entsprechend
20 cm Wasser nachgeholt. Beide Einflußgrößen senken

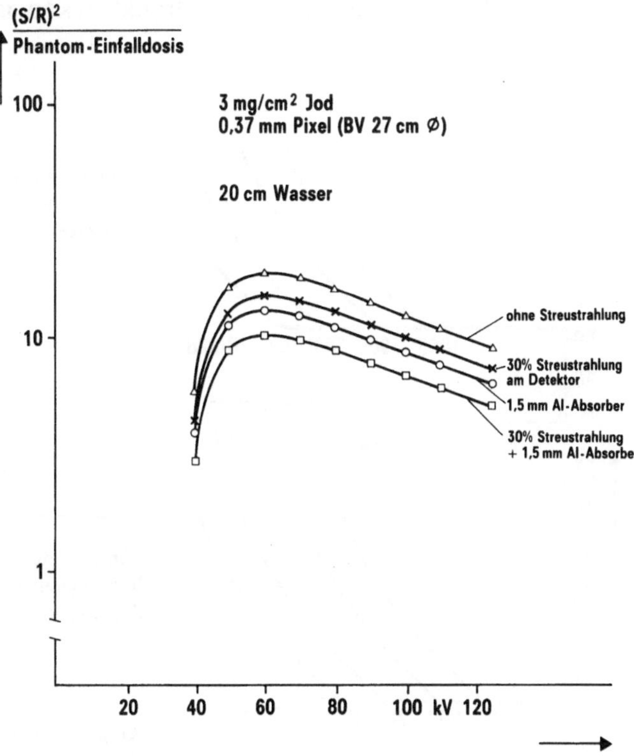

Abb. 7. Einfluß von Streustrahlung und Zwischenschichten auf die „Gütezahl"

das Optimum der „Gütezahl" zwar um ca. 46%, die Lage des Optimums bleibt jedoch unverändert bei etwa 60 kV.

Fazit: Dieser Sachverhalt wurde bei der Entwicklung der Digimatik, d. h. bei der automatischen Belichtungssteuerung für das Angiotron und Digitron berücksichtigt (Abb. 8).
Wie die Beispiele zeigen, wird die Röhrenspannung mit zunehmender Objektdicke solange konstant auf 63 kV gehalten, bis die maximal zulässige Röhrenleistung erreicht ist. Bei noch größeren Objektdicken muß die

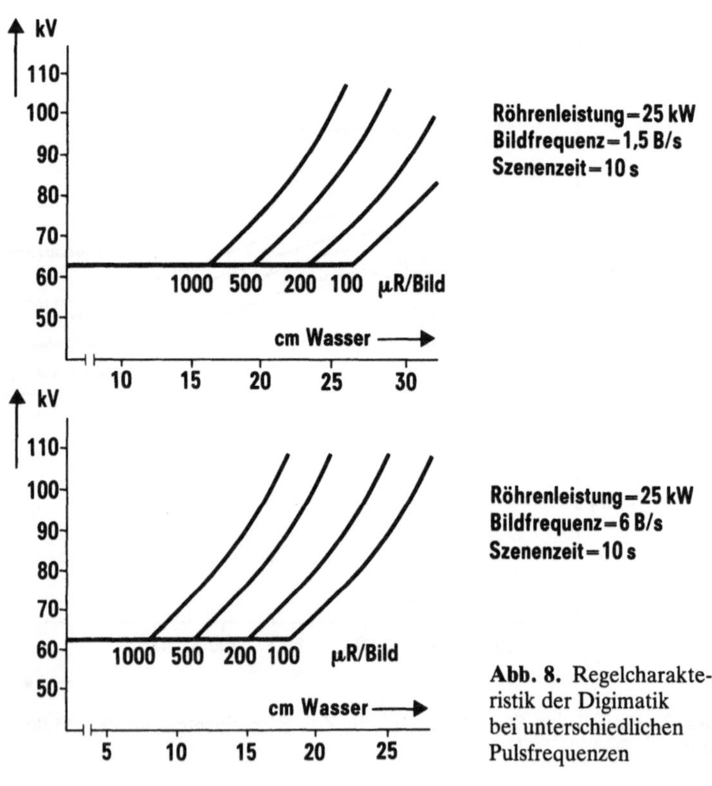

Abb. 8. Regelcharakteristik der Digimatik bei unterschiedlichen Pulsfrequenzen

Röhrenspannung erhöht und der Röhrenstrom vermindert werden. Bei gegebener Röhrenleistung liegt der „Knickpunkt" je nach gewählter Systemdosis und Bildfrequenz bei unterschiedlichen Objektdicken. Beim Digitron sind z. B. die 4 Systemdosisstufen 100, 200, 500, 1000 µR/s bzw. µR/B je nachdem, ob fluoroskopischer oder Pulsbetrieb angewendet wird, vom Benutzer wählbar.

Vergleich von fluoroskopischem und Pulsbetrieb auf der Basis bildwirksamer Systemdosis

Die Betrachtungen zum S/R-Verhältnis zeigen, daß fluoroskopischer und gepulster DSA-Betrieb bei gleicher Röhrenspannung und gleicher wirksamer Systemdosis völlig gleichwertig in bezug auf Bildgüte und Strahlenexposition sind. Dies soll am folgenden Beispiel noch ausführlicher erläutert werden.

Vergleich fluoroskopischer DSA-Betrieb mit GGM und Pulsbetrieb		
Fluoroskopischer Betrieb (Angiotron + Videomed N)	mit	500 µR/s und 25 FSB/s
		20 µR/FSB $\quad$ $t_{FSB} = 40$ ms
GGM mit k-Faktor = 8		Störabstandsverbesserung $= \sqrt{2k-1}$ = der gleichgewichteten Addition von 15 FSB
Wirksame Systemdosis		$(2k-1) \cdot 20$ µR/FSB = 300 µR/B
Entspricht Pulsbetrieb	mit	300 µR/B
	und	1,6 B/s

Bei kontinuierlichem Betrieb mit 500 µR/s ergibt sich eine Systemdosis/Fernsehbild von 20 µR bei einer Belichtungszeit/Fernsehbild von 40 ms (Videomed N). Mit Hilfe der GGM (gleitend gewichtete Mittelwertbildung) mit einem Gewichtungsfaktor k = 8 erhält man eine Störabstandsverbesserung [5] um den Faktor $\sqrt{2k-1} = \sqrt{15}$. Dieses Vorgehen entspricht einer gleichgewichteten Addition von 15 Fernsehbildern und somit einer wirksamen Systemdosis von

$$(2k-1) \cdot 20 \ \mu R/FSB = 300 \ \mu R/B.$$

Die GGM bietet also den Vorzug, daß im Fernsehtakt die Bilder mit dem verbesserten Störabstand zur Verfügung stehen, während bei der gleichgewichteten Mittelwertbildung nur alle $15 \cdot 40$ ms = 600 ms ein neues Bild dargeboten wird.

Dem fluoroskopischen DSA-Betrieb mit GGM (k = 8) und einer Systemdosisleistung von 500 µR/s äquivalent ist ein Pulsbetrieb mit 300 µR/B bei einer Bildfrequenz von 1,6 B/s. Bei starker Organbewegung bietet der Pulsbetrieb aufgrund einer kürzeren Belichtungszeit u. U. Vorteile.

In Tabelle 1 werden gesamte Systemdosis (am BV-Eingang) und Eintrittsdosis (relativ zu 1,5 B/s) bei einer gewählten Systemdosis von 200 µR/B und 20 cm Phantomdicke und einer Szenenzeit von 10 s für unterschiedliche Bildfrequenzen miteinander verglichen.

Während die Gesamtsystemdosis proportional zur Pulsfrequenz ansteigt (3 mR $\rightarrow$ 16 mR $\triangleq$ Faktor 5,3), nimmt die Eintrittsdosis nur um den Faktor 3,4 zu. Ursache ist, daß aufgrund der begrenzten Belastbarkeit des 40 kW-Brennflecks, die Röhrenspannung von 63 kV auf 77 kV angehoben werden muß. Gleichzeitig geht in diesem Bei-

Tabelle 1. Vergleich von Systemdosis und Eintrittsdosis (relativ) bei unterschiedlichen Bildfrequenzen

Beispiel: Systemdosis 200 µR/B; Szenendauer 10 s;
Phantomdicke 20 cm H_2O; 40 kW-Brennfleck

Pulsfrequenz	1,5 B/s	3 B/s	8 B/s
Systemdosis gesamt in 10 s	3 mR	6 mR	16 mR
Röhrenspannung	63 kV	66 kV	77 kV
Eintrittsdosis relativ zu 1,5 B/s	1	1,8	3,4
S/R-Verhältnis relativ zu 1,5 B/s	1	0,92	0,73

spiel das S/R-Verhältnis beim Übergang von 1,5 B/s auf 8 B/s um 27%, und wie man z. B. Abb. 7 entnehmen kann, die Gütezahl um ca. 12% zurück. Im Einzelfall muß bei Patientenaufnahmen entschieden werden, inwieweit dieser Rückgang des S/R-Verhältnisses Einfluß auf die Diagnostizierbarkeit der Bilder hat und eventuell akzeptiert werden kann.

Zusammenfassung

Fluoroskopischer und gepulster DSA-Betrieb sind bei gleicher wirksamer Systemdosis/Bild, gleicher Gesamtsystemdosis und bei gleichen Aufnahmebedingungen (kV, Geräteparameter, Objektdicke) bezüglich Bildqualität und Strahlenexposition einander äquivalent. Bei starken Organbewegungen bietet der gepulste DSA-Betrieb eine bessere Anpassungsmöglichkeit an die medizinische Fragestellung. Sofern eine Optimierung der Strahlenqualität im dargestellten Sinne durchgeführt wurde, ist im Einzelfall die Strahlenexposition durch die medizinische Fragestellung und die damit verbundene Wahl der Aufnahmeparameter (insbesondere Bildfrequenz und Szenendauer) gegeben.

Literatur

1. Gajewski H, Reiß KH (1974) Physik und Technik der Weichstrahldiagnostik. Radiologe: 438–446
2. Jennings RJ, Eastgate RJ, Siedband MP, Ergun DL (1981) Optimal x-ray spectra for screen-film mammography. Med Phys 8: 629–639
3. Motz JW, Danos M (1978) Image information content and patient exposure. Med Phys 5: 8–22
4. Neufang KFR, Schmitt B, Ewen K, Frössler H (1985) Messungen zur Strahlenexposition des Patienten bei der indirekten transvenösen Digitalen Subtraktionsangiographie – Vergleich von Pulse-mode und Continuous-mode-Betrieb. Röntgenpraxis 38: 206–208
5. Pfeiler M, Marhoff P (1983) Zur Technik der digitalen Röntgenbildverarbeitung, insbesondere der Digitalen Subtraktionsangiographie. Electromedica 51: 20–31
6. Riederer SJ, Belanger BF, Keyes GS, Pelc NJ (1981) Jodine sensitivity of digital imaging systems. Spie Vol. 314 Digital Radiography
7. Seyferth W, Schmidt T, Zeitler E (1984) Klinische Anwendung von Geräten zur DSA – Digitron II (Siemens Erlangen). 1. Frankfurter Gespräch über Digitale Radiographie. Schnetztor-Verlag Konstanz, S 234–248
8. Zamenhof RG (1982) The optimisation of signal detectability in digital fluoroscopy. Med Phys 9: 688–694

Unterschiede zwischen den verschiedenen Aufnahmeverfahren mit Interlace-Technik bzw. PPR-Mode (pulse progressive readout) beim Picker DAS 211-Rechnersystem

P. Paxmann, E. Schulke

Im Laufe des letzten Jahres wurde anläßlich der Freigabe der neuen Softwareversionen 6 und später 7 das Aufnahmeverfahren für die DSA-Untersuchungen mit dem PICKER/ADAC Rechnersystem DAS 211/DPS 4100 geändert. Während vorher die Aufnahmen ausschließlich mit dem Interlace-Verfahren angefertigt wurden, können nunmehr die Untersuchungen im sog. Pulseprogressive-readout-Mode (PPR-Mode) aufgenommen werden. Beide Verfahren sollen hier verglichen und über erste Ergebnisse an in Deutschland installierten Anlagen berichtet werden.

Das Interlace-Verfahren benutzt die herkömmliche Fernsehtechnik zur Aufnahme von DSA-Bildern. Das Fernseh- bzw. Röntgendurchleuchtungsbild setzt sich aus 2 Halbbildern von je 20 ms Dauer zusammen. Dies entspricht einer Bildwechselfrequenz von 50 Hz, so daß wir wegen der Trägheit des Auges ein stehendes Bild sehen. Die beiden Halbbilder umfassen jeweils die Hälfte der 625 Zeilen unserer Fernsehnorm, das 1. Halbbild alle ungeraden Zeilen 1, 3, 5, ..., das 2. Halbbild alle geraden Zeilen 2, 4, 6, ..., (Abb. 1).

In den Anfängen der Digitalen Subtraktionsangiographie wurden diese Fernsehbilder analog auf Videogeräten

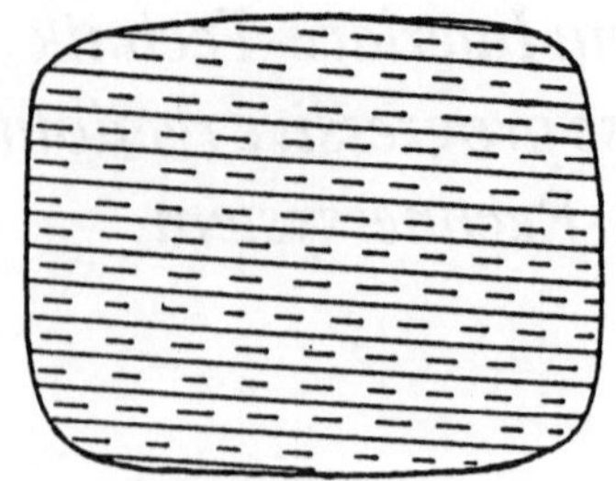

Fernsehbild, 625 Zeilen, 50 Hz

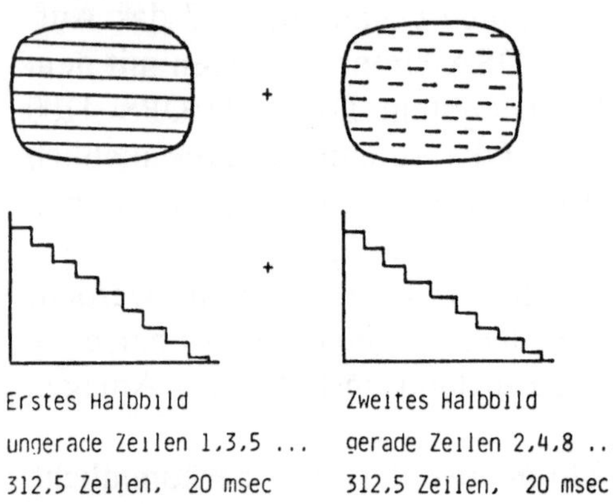

Abb. 1. Auslesung von Halbbildern (Zeilensprungverfahren)

abgespeichert, heute werden sie digitalisiert und in einem Rechnersystem digital abgespeichert und weiterverarbeitet. Das Interlace-Fernsehausleseverfahren kann sowohl mit kontinuierlicher Röntgenstrahlung (fluoroskopischer Mode) als auch mit gepulster Röntgenstrahlung verwendet werden. Wir beschränken uns hier bei unserem Vergleich auf den seriellen Betrieb (Pulsed-interlace-readout, Abb. 2).

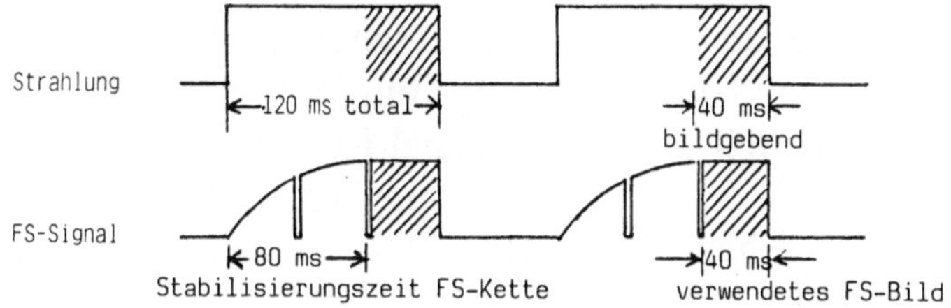

Abb. 2. Abtastung mit Zeilensprung – PIR (Pulsed interlace readout)

Die Fernsehkette benötigt nach Einschaltung der Röntgenstrahlung eine gewisse Stabilisierungszeit bis die volle Bildhelligkeit erreicht ist, durchschnittlich 2–3 Vollbilder mit 40 ms, also mindestens 80 ms. Für die DSA-Aufnahme bedeutet dies, daß die Fernsehbilder wegen ihrer Ungleichmäßigkeit nicht benutzt werden können. Die während der Stabilisierungszeit eingeschaltete Röntgenstrahlung trägt also nicht zur Bildgebung bei (Abb. 2).

Konventionelle Röntgenfernsehanlagen hatten und haben ein geringes Signal-Rausch-Verhältnis von ca. 300:1. Zur Verbesserung des Signal-Rausch-Verhältnisses und der Qualität der DSA-Bilder (Erhöhung des Bildkontrastes, Verringerung des Bildrauschens) werden deshalb mehrere Fernsehbilder (2, 4, ...) aufgenommen und summiert. Damit werden gleichzeitig auch die technisch durch Zeilenabtastung bedingten Helligkeitsschwankungen zwischen den einzelnen Halbbildern eliminiert. Diese Addition mehrerer Fernsehbilder führt zu Aufnahmezeiten von 160–240 ms. Bei dieser Betriebsart wird das für eine bestimmte Bildqualität erforderliche mAs-Produkt also über die Länge der Belichtungszeit aufgebracht.

Die heute für die DSA verwendeten speziellen Fernseh-
anlagen und Lowlag-Diode-Gun-Fernsehaufnahmeröh-
ren mit weit höherem Signal-Rausch-Verhältnis von
1000:1 (60 dB) und mehr ermöglichten die Einführung
des wirklichen Pulsmodebetriebes mit kurzen Aufnahmezeiten.
Bei der Aufnahmetechnik mit PPR sind Röntgenstrahlung und digitale Bildaufnahme zeitlich voneinander
getrennt. Durch den Röntgenpuls wird die Fernsehkamera belichtet, d. h. das Bild im Target der Fernsehauf-
nahmeröhre gespeichert. Nach Beendigung der Strahlung wird dann das latente Speicherbild als Vollbild in 40
ms Zeile für Zeile, d. h. Zeile 1, 2, 3, … bis 625, ohne
Zeilensprung abgetastet, digitalisiert und in den Rechner
übernommen. Dieses kontinuierliche Auslesen der Zeilen 1 bis 625 nennen wir „Progressive readout" (Abb. 3).
Die zeitliche Abkoppelung des Auslesevorgangs der
Fernsehröhre von der eigentlichen Röntgenaufnahme
bedeutet eine erhebliche Aufnahmeverkürzung mit frei
wählbarer Aufnahmezeit, für Standarduntersuchungen
üblicherweise zwischen 10 und 40 ms. Die Aufnahmezeit
wird nunmehr hauptsächlich durch die zur Verfügung
stehende Generator- und Röhrenleistung bestimmt, um
das erforderliche mAs-Produkt aufzubringen (Abb. 4).
Durch die Kombination von kürzerer Aufnahmezeit mit
gepulster Röntgenstrahlung und progressivem Fernseh-
ausleseverfahren ergeben sich also die folgenden Vorteile
für die PPR-Aufnahmetechnik:
- frei wählbare, kurze Aufnahmezeit,
- geringere Bewegungsunschärfe,
- bessere räumliche Auflösung,
- Aufnahmezeit unabhängig von der Auslesezeit der
  Fernsehkamera,

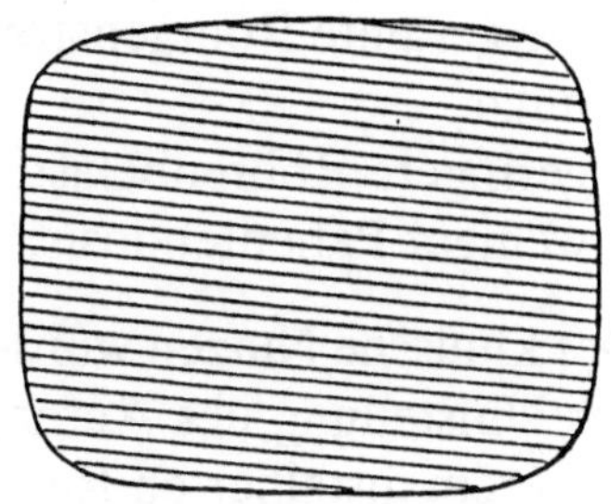

Fernsehbild, 625 Zeilen, 50 Hz

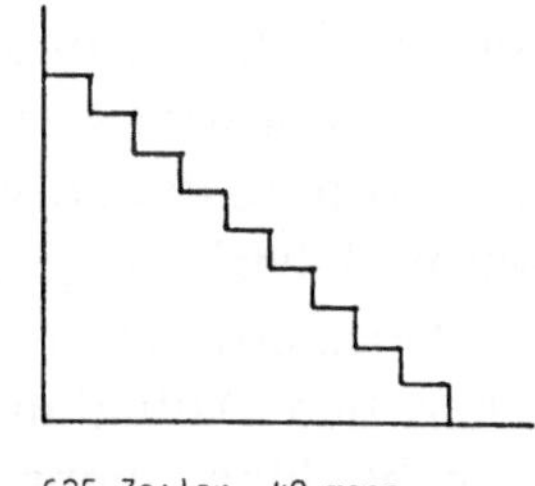

625 Zeilen, 40 msec

Abb. 3. Auslegung von Fernsehvollbildern ohne Zeilensprung

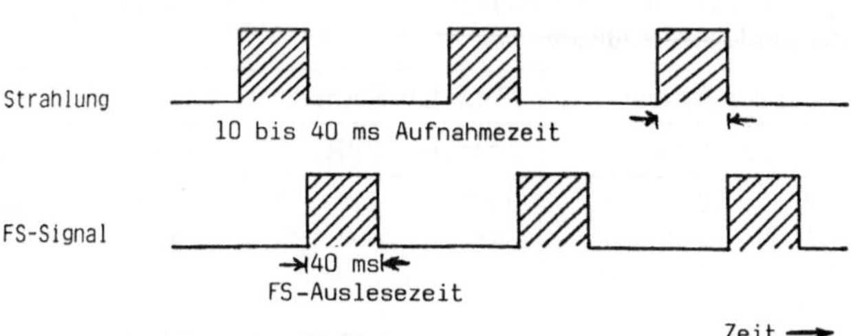

Abb. 4. Abtastung ohne Zeilensprung – PPR (Pulsed progressive readout)

- Dosiseinsparung,
- die gesamte Röntgenstrahlung wird bildgebend ausge-
nutzt,
- geringere Röhrenbelastung,
- weniger Patientendosis.

Der klinische Nutzen wurde durch erste Ergebnisse nach der Umstellung der Aufnahmetechnik bei 4 bereits seit längerem installierten Rechneranlagen voll bestätigt. Im Vergleich mit dem Interlace-Verfahren wurde mit dem PPR-Mode eine Dosiseinsparung von über 50% erzielt. In Tabelle 1 werden die gemessenen Dosiswerte pro Einzelbild am Bildverstärkereingang ohne Raster für die Bildmatrix 512×512 und die verschiedenen Bildverstärkereingangsformate verglichen.

Indirekt konnte die Dosisreduktion auch über die Röhrenwärme-Überlastungsanzeige beobachtet werden. Die Wärmebelastung der Röhre ging so stark zurück, daß zwischen den Aufnahmeserien keine Wartezeiten zur Röhrenabkühlung mehr eingelegt werden mußten.

Diese Messungen wurden an im täglichen Routinebetrieb verwendeten Anlagen ohne besondere Justage durchge-

Tabelle 1. Vergleich der Einzelbilddosis (μR) für Bildmatrix 512×512 zwischen Interlace- und PPR-Aufnahmeverfahren sowie Dosiseinsparung in % für PPR-Mode an 4 Anlagen

30 cm BV-Format			23 cm BV-Format			16 cm BV-Format		
Interlace	PPR	%	Interlace	PPR	%	Interlace	PPR	%
600	250	58	1000	430	57	1500	780	48
1100	400	64	1400	600	57	2200	1000	54
1350	420	69						
1580	810	49						
Mittelwert		.	Mittelwert			Mittelwert		
1158	470	59	1200	515	57	1850	890	52

führt. Die Aufnahmeparameter kV und mAs wurden von den Benutzern so eingestellt, daß die Bildqualität nach der Umstellung gleich oder besser war. Die freie Wahl der Aufnahmezeit ermöglichte nunmehr eine bessere Anpassung für die jeweilige Untersuchung. Auf den mit PPR-Mode aufgenommenen Bildern konnten feine Details besser erkannt werden, wie es zu erwarten war. Je nach den individuellen Ansprüchen an Bildkontrast, Bildrauschen und geometrischer Auflösung können für den PRR-Mode beliebige Dosiswerte pro Einzelbild eingestellt werden. Die Standardwerte liegen zwischen 400 bis 500 µR/Bild für das jeweils größte Bildverstärkerformat. Eine diagnostische Aussage ist bei genügender Erfahrung und entsprechendem Dosisbewußtsein aber bereits mit einer niedrigeren Einzelbilddosis von z. B. 250 µR/Bild möglich, auch wenn diese Bilder stark verrauscht erscheinen. In einer kardiologischen Abteilung wird z. B. für die digitale Kinoaufnahme von Koronararterien mit dem DAS-211-System sogar nur eine Einzelbilddosis von 180 µR verwendet.

Eine Bildverbesserung der Ergebnisse bei Pulsbetrieb kann durch nachträgliches Bearbeiten der Bildserie mit dem Rechnersystem erreicht werden (Postprocessing) statt durch Bildaddition wie bei der DSA-Aufnahme mit Interlace-Mode.

Automatisches Pixelshifting, verschiedene Filtermöglichkeiten, Masken- und Bildmittelung oder Additionen können zur Unterdrückung von Artefakten aufgrund der Patientenbewegung zwischen Maskenbild und Subtraktionsbild eingesetzt werden. Wesentlicher Vorteil dieser Auswerteprogramme ist, daß Subtraktionsbilder, die wegen der Bewegungsartefakte eigentlich unbrauchbar sind, häufig doch noch diagnostisch ausgewertet werden können und eine nochmalige Aufnahmeserie nicht durchgeführt werden muß.

Die vorgelegten Ergebnisse mit der PPR-Aufnahmetechnik des PICKER/ADAC-Rechnersystems DAS 211/DPS 4100 widerlegen die Aussage, daß für den Pulsbetrieb in der DSA wesentlich mehr Dosis benötigt wird. Im Vergleich zum Interlace-Aufnahmeverfahren wird die Dosisausnutzung optimiert, die gesamte Einschaltzeit der Röntgenstrahlung bildgebend verwendet und die Aufnahmezeit verkürzt. Die Bilder werden schärfer und haben eine bessere Detailerkennbarkeit, da die feinen Gefäße nicht durch die Bildmittelung ausradiert werden.

Bilddosis und Abbildungseigenschaften von DSA-Anlagen

H. P. BUSCH

In den letzten Jahren ist die digitale Subtraktionsangiographie ein Bestandteil radiologischer Untersuchungsmöglichkeiten geworden. Die bekannten Vorteile der DSA können jedoch nur genutzt werden, wenn bei ausreichender Bildqualität die Strahlenbelastung im Vergleich zur konventionellen Röntgenfilm-Angiographie nicht wesentlich höher liegt. Die Strahlenbelastung setzt sich zusammen aus der Dosis pro Bild bzw. bei kontinuierlichem Betrieb pro Sekunde und der Untersuchungsdauer. In diesem Beitrag soll die Bilddosis verschiedener DSA-Anlagen in Verbindung mit den Abbildungseigenschaften beschrieben und mit konventionellen Angiographieaufnahmen verglichen werden.

Als Parameter der Abbildungseigenschaften wurden an 10 DSA-Anlagen die Kontrasterkennbarkeit, die örtliche Auflösung, die Bildverstärkereingangsdosis und der Dynamikbereich bestimmt [3] (Tabelle 1). Die Kontrasterkennbarkeit wurde mit einem Phantom der Firma GENERAL ELECTRIC gemessen [1]. In eine Plexiglastreppe mit 8 Stufen kann eine Platte mit Gefäßphantomen geschoben werden. Mit einem Durchmesser von 8, 4, 2, 1 und 0,6 mm sind die Gefäßmodelle in 2 Gruppen mit 5 und 10 mgJ/ml angeordnet. Diese Konzentration wird näherungsweise in den Arterien nach intravenöser KM-Injektion erreicht. Bei der Bestimmung der Kontrasterkennbarkeit wurde eine Gefäßdarstellung über sämtliche Absorptionsstufen gefordert. Der Fokus-Objekt-Abstand lag bei den verschiedenen Anlagen zwischen 85 und 115 cm, die Röhrenspannung in Abhängig-

Tabelle 1. Abbildungseigenschaften von 10 DSA-Anlagen [3]

DSA-system	II-field size [cm]	kVp	Entrance exposure [mR]	Contrast detectability 5 mgJ/ml [mm]	10 mgJ/ml [mm]	Spatial reso-lution [Lp/mm]
DVI 1	23	63	2,6	4	2	0,6
(Philips)	17	64	2.6	4	2	0,9
DVI 2	23	64	5,0	2	1	0,9
(Philips)	17	70	7,5	1	1	1,3
DF 3000	23	70	1,9	2	1	1,0
(General	17	70	4,6	2	1	1,5
Electric)						
DR 960	30	70	1,8	4	2	0,4
(Technicare)	22	70	1,8	2	1	0,8
	16	70	1,8	2	1	1,1
DIGITRON 2	26	63	3,5	2	1	1,0
(Siemens)	17	63	10,2	2	1	1,5
	14	63	12,5	2	1	2,0
ANGIOTRON	53	63	5,4 (s)	4	2	0,5
(Siemens)	47	67	6,1 (s)	4	2	0,6
	33	68	9,5 (s)	4	2	0,9
ANGIOTRON	25	63	5,7 (s)	4	2	1,0
(Siemens)	17	63	13,0 (s)	4	2	1,6
DIVAS	30	70	0,6	4	2	0,8
(CGR)	23	70	0,9	4	2	1,2
	17	70	1,3	4	2	1,5
DG 200/300	30	60	1,8	4	2	1,0
(CGR)	23	60	2,9	4	2	1,1
	17	60	4,2	4	2	1,5
DAS 211	30	70	1,1	4	2	0,8
(Picker/	23	70	1,4	4	2	1,1
ADAC)	16	70	2,2	4	2	1,4

keit von der jeweiligen Automatik zwischen 63 und 70
kV. Die Aufnahmen und Dosismessungen wurden mit
Streustrahlenraster durchgeführt. Zur Messung der BV-
Eingangsdosis war eine Ionisationskammer in BV-Mitte
zwischen Objekt und Bildverstärker positioniert. Bei
gepulsten Anlagen beziehen sich die Dosiswerte auf ein
Bild, bei kontinuierlichem Betrieb auf ein Zeitintervall
von 1 s.

Entsprechend einem BV-Eingangsfenster zwischen 16
und 54 cm lagen die Dosiswerte zwischen 0,6 und 12,5
mR/Bild bzw. im kontinuierlichen Betrieb zwischen 5,4
und 13 mR/Bild (Tabelle 1). Die Messungen mit dem
ANGIOTRON wurden an einer DSA-Anlage mit einem
Großbildverstärker (Durchmesser 54 cm) und einer
DSA-Anlage mit einem 25 cm BV durchgeführt. Mit
Ausnahme des DVI1 und des DR 960 war bei allen Anlagen eine Verringerung des BV-Eingangsfensters mit
einer Dosissteigerung verbunden. Die Dosissteigerung
bei kleinerem BV-Eingangsfenster war jedoch nicht ausreichend, um eine wesentlich bessere Kontrasterkennbarkeit zu erreichen. Die Kontrasterkennbarkeit lag zwischen 1 und 4 mm bei 5 mgJ/ml und 1 und 2 mm bei 10 mgJ/
ml. Für das Angiotron wurde die Kontrasterkennbarkeit
durch Auswertung der auf dem Videoband gespeicherten
Aufnahmesequenz bestimmt. Eine direkte Bildauswer-
tung ohne Zwischenspeicherung führte zu einer Kontrasterkennbarkeit von 1 und 2 mm bei einem BV-Eingangsfenster von 25 cm.

Die Bilddosis ist durch das Signal-/Rausch-Verhältnis
direkt mit der Kontrasterkennbarkeit und damit der Bildqualität verbunden. Ein Vergleich der Bilddosis und
Kontrasterkennbarkeit bei einem BV-Eingangsfenster
von 23–26 cm zeigt, daß bei einer Kontrasterkennbarkeit

von 2 und 1 mm die Dosis im Mittel bei 3,1 mR/Bild, bei einer geringeren Kontrasterkennbarkeit von 4 und 2 mm bei 1,9 mR/Bild lag. Die dargestellten DSA-Anlagen im gepulsten Betrieb benötigten im Mittel eine Dosis von 2,5 mR/Bild. Im Vergleich zum kontinuierlichen Betrieb des Angiotron ergab sich für gepulste DSA-Anlagen eine etwa gleiche Dosis bei 2 Bildern pro Sekunde. Ein Vergleich zum DIGITRON und DVI2 ergab gleiche Dosiswerte bei 1,6 bzw. 1,1 Bildern pro Sekunde.

An einem Beckenphantom wurde ein Vergleich der Oberflächendosis zwischen DSA-Aufnahmen am Großbildverstärker (Siemens: Optilux 57 – DSA: Angiotron) und Polydiagnost UPI (Philips – DSA: DVI2) sowie konventionellen Angiographieaufnahmen am Polydiagnost durchgeführt (s. folgende Übersicht). Der Großbildverstärker besitzt ein BV-Eingangsfenster von max. 54 cm, das DVI2 ist an einen Bildverstärker mit einem Durchmesser von 23 cm angeschlossen. Eine Beschreibung beider Arbeitsplätze wurde bereits an anderer Stelle veröffentlicht [1–4]. An beiden Arbeitsplätzen betrug der Fokus-BV bzw. Filmabstand 1 m. Der Groß-BV ist mit einem Raster 12/40, das Polydiagnost mit einem Raster 10/44 ausgerüstet. Die konventionellen Aufnahmen wurden mit einer Lanex-Regular-Folie (Kodak) durchgeführt. Bei einem Vergleich der Oberflächendosis entsprach die Dosis einer konventionellen Angiographieaufnahme mit 200 mR etwa der Dosis des Angiotron pro Sekunde (BV-Durchmesser 23 cm). Die Oberflächendosis des DVI2 bei einem BV-Eingang von 17 cm lag mit 330 mR/Bild deutlich höher.

Vergleich der Oberflächendosis für DSA- und konventionelle Angiographie-Aufnahmen an einem Beckenphantom

---

Konventionelle Angiographie

Polydiagnost UPI (Philips)

	Aufnahmespannung	Oberflächendosis
	65 kV	200 mR/Bild

Digitale Subtraktionsangiographie (DSA)

Optilux 57-Angiotron (Siemens)

BV-Durchmesser	Aufnahmespannung	Oberflächendosis
54 cm	57 kV	100 mR/s
47 cm	58 kV	150 mR/s
33 cm	63 kV	220 mR/s

Polydiagnost UPI – DVI2 (Philips)

23 cm	63 kV	220 mR/Bild
17 cm	65 kV	330 mR/Bild

Zusammenfassung

Die Strahlenbelastung der DSA wird bestimmt durch die Einzelbilddosis und die Untersuchungsdauer. Da die Bilddosis eng mit der Bildqualität verbunden ist, sollte eine Beurteilung nur in Zusammenhang mit Messungen der Abbildungseigenschaften erfolgen.

Ein Vergleich von DSA-Anlagen im gepulsten und kontinuierlichen Betrieb zeigt, daß vergleichbare Dosiswerte bei einer Bildfrequenz von 1–2 Bildern pro Sekunde erreicht werden. Bei gepulsten Anlagen wird die Strahlenbelastung neben der Untersuchungsdauer durch die vorgewählte Bildfrequenz bestimmt.

Ein Vergleich der Strahlenbelastung der DSA mit konventionellen Angiographieaufnahmen ist abhängig von

dem Objekt und den unterschiedlichen Aufnahmeparametern. Unsere Messungen mit einem Beckenphantom
weisen darauf hin, daß in diesem Fall beide Aufnahmeverfahren eine ähnliche Strahlenbelastung besitzen. Bei
kleinerem BV-Durchmesser kann die Strahlenbelastung
der DSA jedoch deutlich höher sein.

Literatur

1. Busch HP, Strauss LG, Freimarck RD (1984) Messung der Abbildungseigenschaften von DSA-Anlagen. RöFo 141: 92–96
2. Busch, HP, Hoevels J, Prager P, Strauss LG (1985) Intraarterielle DSA der
   mesenterico-splenoportalen Gefäße. Röntgenpraxis 38: 7–10
3. Busch HP, Strauss LG (im Druck) Comparison of performance characteri-
   stics of different DSA-installations. Eur J Radiol
4. Georgi M, Prager P, Busch HP, Strauss LG, Wetzel E, Neumann D, Weiher
   M, Regenfuß W (1985) Einjährige klinische Erfahrungen mit einem 57 cm
   Bildverstärker in einem Universal-Röntgen-Arbeitsplatz. RöFo 142:
   326–332

*Untersuchungen über den Dosisbedarf
von konventionellen Angiographien
und digitalen Subtraktionsangiographien
mit Hilfe des Flächen-Einfalldosisproduktes*

H. RIEMANN

Bei vergleichenden Untersuchungen über den Dosisbedarf von konventionellen Angiographien und digitalen Subtraktionsangiographien (DSA) haben wir das Flächendosisprodukt als Maß benutzt. Es sind die gesamten Untersuchungsabläufe beider Verfahren, also Durchleuchtungen für die Einführung und Lagekontrolle der Katheter, Einstelldurchleuchtungen der Untersuchungsfelder und die jeweiligen Aufnahmen erfaßt und einander als Ganzes gegenübergestellt worden. Für die Durchleuchtung wurde ein umschaltbarer 36-cm-Bildverstärker mit einer 625-Zeilen-Fernsehkette und eingestellter Dosisleistung von 30 µR verwendet. Die konventionellen Angiographien sind mit Blattfilmwechsler im Format 35,6×35,5 cm, Spezialfolie und Röntgenfilm Cronex 4 ausgeführt worden. Es wurde ohne Verwendung einer Automatik belichtet. Das Aufnahmeprogramm paßte sich dem Organ oder der Fragestellung an und war bei beiden Verfahren nur leicht variiert. Für die Untersuchungen verwendeten wir intraarterielle Katheter. Am gleichen angiographischen Arbeitsplatz sind die DSA mit den Geräten DVI 1 und später DVI 2 ausgeführt worden. Ein Teil der DSA der extrakraniellen Kopf-Hals-Gefäße ist am Orbiskop mit Digitron 2 untersucht worden. An diesem Untersuchungsgerät wurde ein umschaltbarer 25-

cm-Bildverstärker mit einer 1250-Zeilen-Fernsehkette verwendet. Die eingestellte Dosisleistung betrug für die Durchleuchtung ebenfalls 30 µR. An den beiden anderen uns zur Verfügung stehenden DSA-Anlagen, nämlich dem DR 960 und dem DAS 211 konnten aus äußeren Gründen keine Messungen durchgeführt werden, so daß deren Ergebnisse hier außer Betracht bleiben müssen. Die DSA wurden ausschließlich mit peripher-venöser Technik über eine Braunüle in einer Vena cubitalis oder (selten) in der Vena femoralis ausgeführt. Das Untersuchungsprogramm wurde auch hier auf die Fragestellung das Organ abgestimmt. Je ein Diamentor ist als Meßgerät am angiographischen Untersuchungsplatz für konventionelle Angiographie und DVI sowie am Orbiskop mit Digitron installiert. Ein Abgleich der beiden Diamentoren ist nicht erfolgt. Dies könnte geringfügig die Vergleichbarkeit der Meßergebnisse für die Kopf-Hals-Gefäße an den beiden DSA-Arbeitsplätzen beeinflussen. Beim Vergleich der Untersuchungen der einzelnen Gefäßprovinzen wurde keine besondere Auswahl, z. B. nach der Indikation, getroffen. So kommen in den Kollektiven praktisch alle Fragestellungen vor, die einer angiographischen Abklärung bedürfen. Sowohl bei den konventionellen Angiographien als auch bei den DSA wurde mit einem nach Bildfrequenz und Gesamtuntersuchungszeit festgelegten Programm gearbeitet. An jedem DSA-Gerät wurden die ersten 400 Untersuchungen nicht in den Vergleich einbezogen. Das Untersuchungsteam aus erfahrenen Untersuchern und Anfängern hat insgesamt mehr als 8000 DSA-Untersuchungen ausgeführt und eine große Anzahl konventioneller Angiographien entsprechend dem Untersuchungsgut unserer zentralen angiographischen Arbeitsplätze.

Für die vergleichende Auswertung der Meßergebnisse wurden Histogramme für die einzelnen Gefäßgebiete erstellt (Abb. 1–5 und Tabelle 1). Es ergibt sich eine deutlich rechtsschiefe Verteilung, so daß die Verwen-

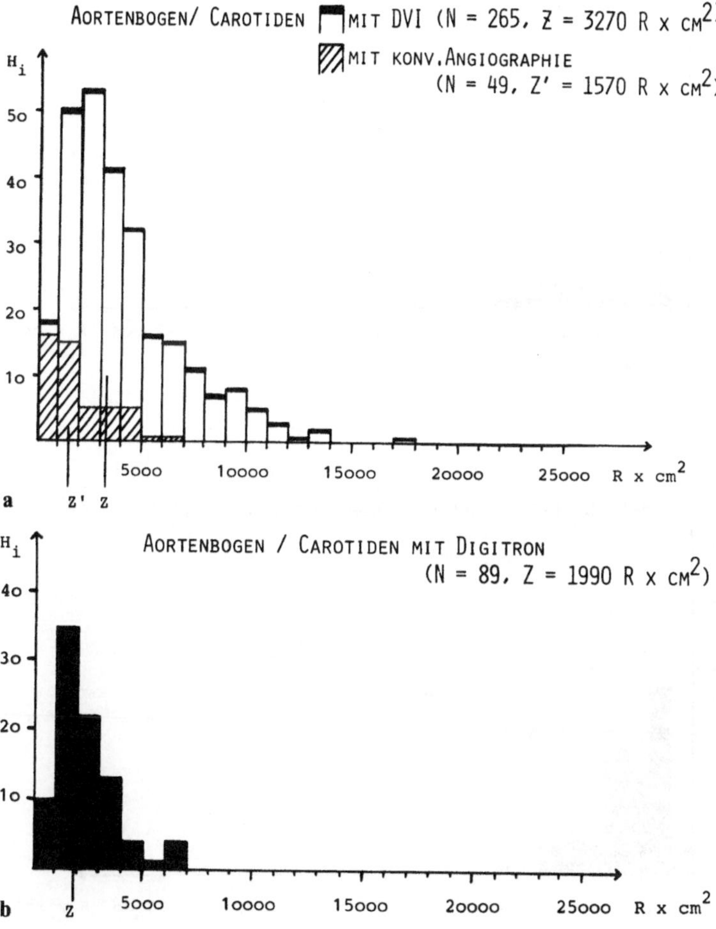

Abb. 1a u. b. Flächendosisprodukte bei Untersuchungen des Aortenbogen und der extrakraniellen Karotiden mit **a** konventioneller Angiographie und DVI, **b** Digitron

41

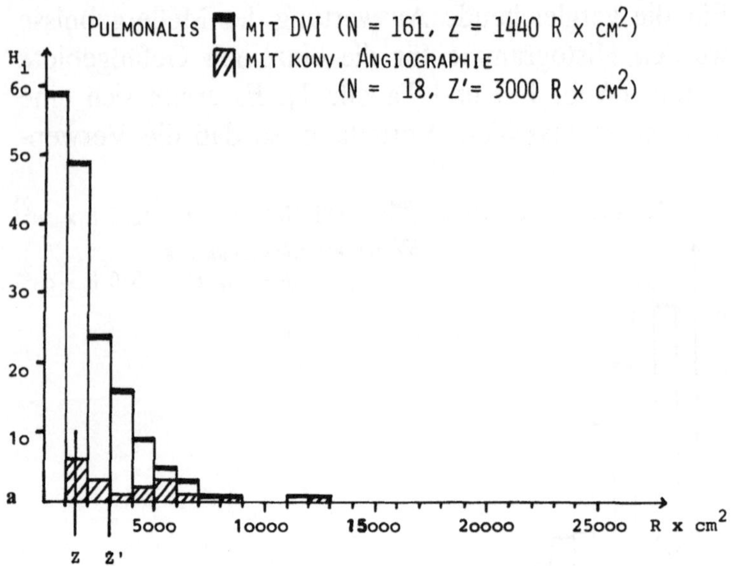

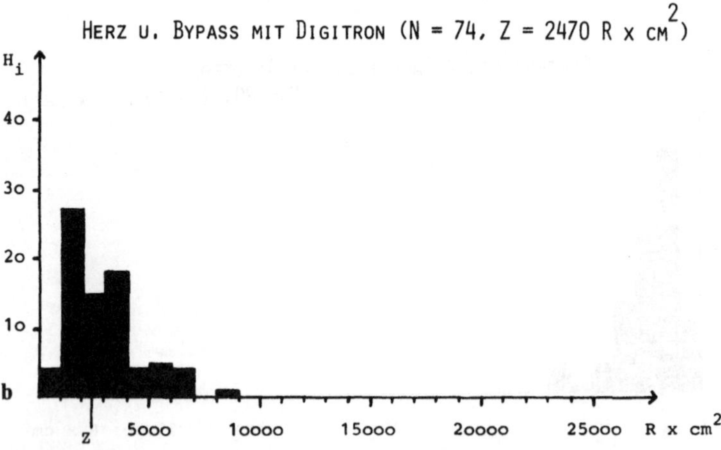

Abb. 2a u. b. Flächendosisprodukte bei Untersuchungen des Pulmonalis-kreislaufes mit konventioneller Angiographie und DVI
b Flächendosisprodukte bei Untersuchungen von ACVB mit Digitron

42

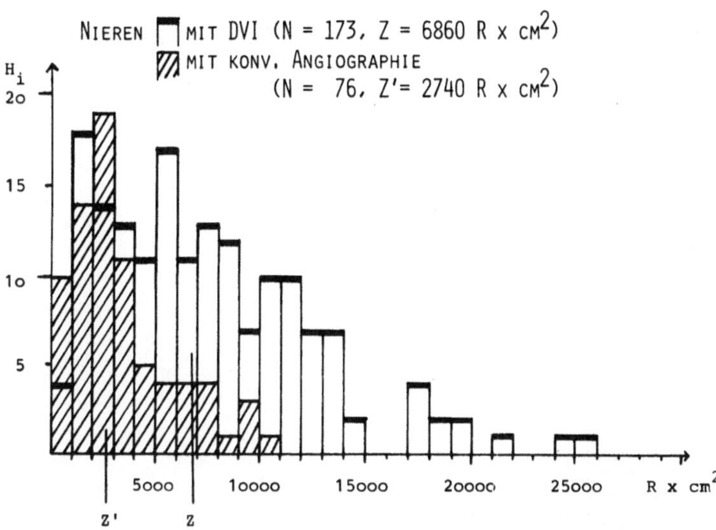

Abb. 3. Flächendosisprodukte bei Untersuchungen der Nierenarterien mit konventioneller Angiographie und DVI

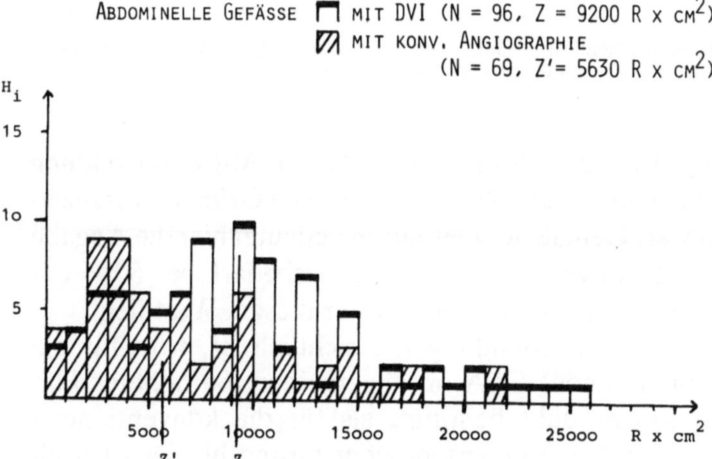

Abb. 4. Flächendosisprodukte bei Untersuchungen der übrigen abdominellen Aortenäste mit konventioneller Angiographie und DVI

43

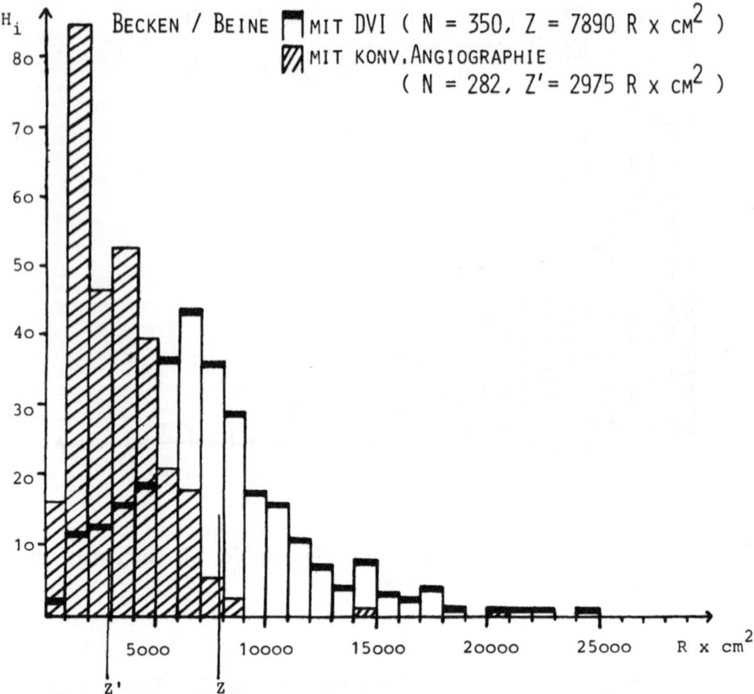

Abb. 5. Flächendosisprodukte bei Untersuchungen der Becken- und Bein-arterien mit konventioneller Angiographie und DVI

dung des Zentralwertes anstelle von Mittelwertbildung und 2-Sigma-Angabe aus statistischen Gründen vorzuziehen war. Gemäß der Definition bedeutet hier die Angabe des Zentralwertes, daß der Dosisbedarf bei 50% der Untersuchungen über oder unter diesem Wert liegt.

Wie aus den Abbildungen ersichtlich ist, wird für die peripher-venöse DSA im allgemeinen ein höheres Flä-chendosisprodukt benötigt, als für die konventionelle Angiographie. Ein wesentlicher Grund hierfür ist nach unserer Auffassung der zeitliche Abstand zwischen der Injektion des Kontrastmittels und seiner Ankunft im

44

Gebiet der Untersuchung. Bei der Untersuchung des Aortenbogen und der extrakraniellen Karotiden ergibt sich demzufolge ein verhältnismäßig geringer Unterschied im Dosisbedarf der beiden Methoden (Abb. 1a). Der Unterschied zwischen den beiden verwendeten DSA-Geräten ist nicht gesichert und u. a. auch vom Untersuchungsgerät (Orbiskop oder Diagnost A) abhängig (Abb. 1b). Die Lungenpassage des Kontrastmittels spielt dabei eine wichtige, schwer kalkulierbare Rolle; sie ist von der Auswurfleistung des Herzens abhängig. Dies erklärt die bei der Darstellung des Pulmonaliskreislaufes fehlende Erhöhung, sondern vielmehr Halbierung des Flächendosisproduktes (Abb. 2a).

Bei Patienten mit erhöhtem Druck im rechten Herzen ist folglich mit einem erhöhten Zeit-(Dosis)bedarf zu rechnen, was unserer Erfahrung entspricht. Ein weiterer Grund für das niedrige Flächendosisprodukt bei Untersuchungen der Pulmonalarterien ist in der Tatsache zu sehen, daß bei Verwendung großer Bildverstärker (> 30 cm) oft nach einer einzigen DSA-Serie das Untersuchungsergebnis vorliegt. Da wir diese Untersuchung vorwiegend wegen des Verdachtes einer Lungenembolie ausführen, ist dies in unserem Krankengut häufig der Fall. Für die häufigen postoperativen Kontrollen der aortokoronaren Venenbypässe (Abb. 2b) liegen uns derzeit keine entsprechenden Dosismessungen bei vergleichbaren Katheteruntersuchungen vor. Für die DSA-Untersuchung der abdominellen Aortenäste, insbesondere der Nierenarterien, ist das Flächendosisprodukt bei der DSA eindeutig höher. Es resultiert aber nach unseren Messungen keinesfalls die von Neufang und Ewen (1983) kalkulierte 18- bis 25mal höhere somatische Strahlenbelastung gegenüber der konventionellen Blattfilmangio-

Tabelle 1. Relation des Dosisbedarfes konventionelle Angiographie: i.v. DSA

Becken – Beine	1:2,7
Nieren	1:2,5
Übrige abdominelle Gefäße	1:1,6
Aortenbogen – Carotiden	1:1,2–2,0
Pulmonalis	1:0,5

graphie. Die Ermittlung des Flächendosisproduktes darf als gutes Maß für diese Belastung angesehen werden, zumal sich die Integraldosis relativ leicht daraus ermitteln läßt (Schlungbaum, 1975). Bei der Untersuchung der Becken- und Beinarterien steigt der Dosisbedarf der DSA weiter an (Abb. 5). Dies ist auch abhängig von der Zusammensetzung des Krankengutes. Bei den in unserem Patientenkreis sehr häufigen Verschlüssen im Oberschenkel- und Kniebereich ist die zeitliche Kalkulation der Szenendauer oft besonders schwierig. Eine neuerdings begonnene Studie mit auf 0,5 B/s verminderter DSA-Bildfrequenz zeigte eine deutliche Dosisreduktion auf ungefähr die Hälfte. Tabelle 1 faßt die Relationen für die einzelnen Gefäßgebiete zusammen.

Zusammenfassung

Es wurden bei 1208 DSA-Untersuchungen und 494 konventionellen Angiographien der verschiedenen Gefäßgebiete Messungen des Flächeneinfalldosisproduktes vorgenommen. Für die Bewertung der unterschiedlichen Meßwerte wurden die Zentralwerte der jeweiligen Kollektive verglichen. Bei der intravenösen DSA liegt die benötigte Dosis immer dann höher als bei der konventionellen Angiographie, wenn eine größere zeitliche Distanz zwischen dem Injektionsbeginn und dem Eintreffen des Kontrastmittels am zu untersuchenden Gefäß liegt. Die Lungenpassage und die Herzauswurfleistung spielen dabei eine entscheidende Rolle. Die Benutzung geringerer Bildfrequenzen kann erheblich zur Dosisreduzierung beitragen.

Probleme und praktische Strahlenschutzmaßnahmen am Digitron

D. Banzer

Bei der digitalen Angiographie werden teilweise höhere Dosen als bei der konservativen Angiographie appliziert. Verglichen werden gewöhnlich die Dosen, die im Rahmen einer Filmaufnahmeserie benötigt werden, mit denen einer digitalen Durchleuchtungsserie derselben Region. Während zunächst der Patient, der der Primärstrahlung ausgesetzt ist, als potentiell am meisten gefährdet anzusehen ist, muß bei regelmäßiger Anwendung höherer Dosen der Strahlenschutz des Untersuchers neu überdacht werden. Praktische Strahlenschutzmaßnahmen lassen sich – unter Einhaltung der gesetzlichen Vorschriften – nur bedingt auf den Patienten anwenden, während der Untersucher besser geschützt werden kann.

Hierzu einige Überlegungen unter Berücksichtigung der besonderen Situationen an einem digitalen Angiographiearbeitsplatz der zweiten Generation („Angioskop/ Digitron", Fa. Siemens).

Der Dosisbedarf am digitalen angiographischen Arbeitsplatz setzt sich aus einzelnen Komponenten zusammen:

1. Primärstrahlung (Patient, Untersucherhand bei bestimmten Manipulationen).
2. Streustrahlung (Patient, Untersucher).

Beide Formen der Strahlung treten auf:
1. bei normaler Durchleuchtung (entsprechend der konventionellen Angiographie),
2. bei der digitalen Bildserie,
3. bei zusätzlicher Filmserie (nur am kombinierten Arbeitsplatz).

Während für die meisten Anwendungsbereiche der DSA ein höherer Dosisbedarf im Vergleich zur konventionellen Filmserie notwendig wird, darf aber nicht vergessen werden, daß die Gesamtbelastung nach wie vor entscheidend durch die Durchleuchtung vor der eigentlichen Aufnahmeserie beeinflußt wird. Hierfür sind im Einzelfall stark unterschiedlich maßgebend:
1. Erfahrung des Untersuchers in der Durchleuchtungs- und Kathetertechnik (z. B. selektive Gefäßkatheterisierung).
2. Sorgfalt des Untersuchers (z. B. Durchleuchtungspausen, Einblendung).
3. Art des Eingriffes (z. B. Untersucherhandbelastung bei antegrader Femoralispunktion).
4. Kooperationsfähigkeit des Patienten (z. B. Lagerung, Atemstillstand).
5. Objektive Parameter (z. B. Objektdicke und -zusammensetzung, aufnahmetechnische Bedingungen).

Zur Abschätzung der Patientendosis haben wir mit einem von Friedrich [1] entwickelten und beschriebenen Phantom Messungen am „Angioskop/Digitron" durchgeführt, wobei die Situation einer Nierenangiographie angenommen wurde. Das 18 cm dicke Plexiglasphantom ermöglicht die Messung der Dosis in verschiedenen Tiefen. Bestimmt wurden die Phantomeingangsdosis, die Mitteldosis in 9 cm Tiefe („Organdosis") und die Phantomdosis bei digitaler Serie im Pulsbetrieb. Die Untersuchungen erfolgten am „Digitron 2" mit „Angioskop"-C-Bogen und „Koordinat"-3 D-Tisch im vertikalen Strahlengang bei Untertischröhrenstellung. Gemessen wurde mit 2 vorwählbaren Dosisstufen (H_1 entsprechend einem firmenseitig eingestellten Dosisleistungswert von 400 µR/s am 25 cm BV-Eingang. L_2 entsprechend einem Dosisleistungswert von 200 µR/s unter gleichen Bedingungen). Die genauen Meßbedingungen sind der technischen Betriebsanleitung des „Digitron" zu entnehmen. Die Meßwerte sind in Tabelle 1 zusammengefaßt.

Tabelle 1. Dosismessungen am „Digitron 2" (Friedrich-Phantom): Mittelwerte und meßkammerkorrigierte Mittelwerte aus je 80–100 Einzelbildmessungen im Pulsbetrieb mit 2 B/s bei 100 cm F-BV-Abstand.
OD Oberflächendosis, **MD** Mitteldosis 9 cm, **AD** Austrittsdosis. Korrigierte Werte ermittelt nach Meßkammerkalibrierung: (**K** Kalibrierfaktoren: **K1** 1,070, **K2** 0,931, **K3** 1,080)

Dosis-leistungs-stufe	BV [cm]	kV	OD [mR]	$K_1 \times OD$ [mR]	MD [mR]	$K_2 \times MD$ [mR]	AD [mR]	$AD \times K_3$ [mR]
H_1	25	66	446	447	65	61	5,9	6,4
H_1	17	77	815	872	123	115	11	12
L_2	25	63	203	217	29	27	2,2	2,4
L_2	17	66	450	482	52	48	4,5	4,9

Praktische Strahlenschutzmaßnahmen für den Patienten umfassen:

1. richtige Wahl der röntgentechnischen Untersuchungsparameter,
2. Einblendung (Irisblende, Halbschattenblende),
3. Gonadenschutz (Wirksamkeit abhängig von Geschlecht und Untersuchungsfeld),

4. möglichst exakte Bestimmung der Kontrastmitteltransitzeit bei i. v. DSA und damit Abkürzung der digitalen Durchleuchtungszeit,
5. Abkürzung der Gesamtdurchleuchtungsdauer entsprechend Untersuchererfahrung.

Insbesondere die letzten beiden Punkte sind stark untersucherabhängig und variabel.

Die Wahl der Untersuchungsparameter hat vor allem bei der DSA-Serie einen Einfluß auf die Dosisbelastung des Patienten. Da das DSA-Bild eine geringere Ortsauflösung als der Film hat und die neue Technik an der bewährten Aussagekraft der Filmangiographie gemessen wird, werden hohe Dosisleistungswerte bevorzugt. Das Beispiel einer transvenösen Nieren-DSA soll zeigen, daß in der Praxis nicht immer ein Informationsgewinn mit Dosisverdoppelung (H_1 gegenüber L_2) zu erreichen ist (Abb. 1).

Das Beispiel einer direkten Handangiographie in DSA-Technik zeigt ebenfalls keine wesentlichen Unterschiede in der Detailerkennbarkeit der kontrastierten Gefäße unter Verwendung zweier Dosisstufen. Die stärkere Anfärbung kleinerer Arterienäste im L_2-Bild ist darauf zurückzuführen, daß die Serie zum optimalen Wirkzeitpunkt eines gefäßdilatierenden Medikamentes aufgenommen wurde (Abb. 2).

In Zukunft sollte insbesondere bei der direkten arteriellen DSA versucht werden, mit niedrigeren Dosen auszukommen.

Die Strahlenbelastung des Untersuchers ist fast ausschließlich durch die Streustrahlung bestimmt. Hierbei ist der bauliche Strahlenschutz und der Standort des Unter-

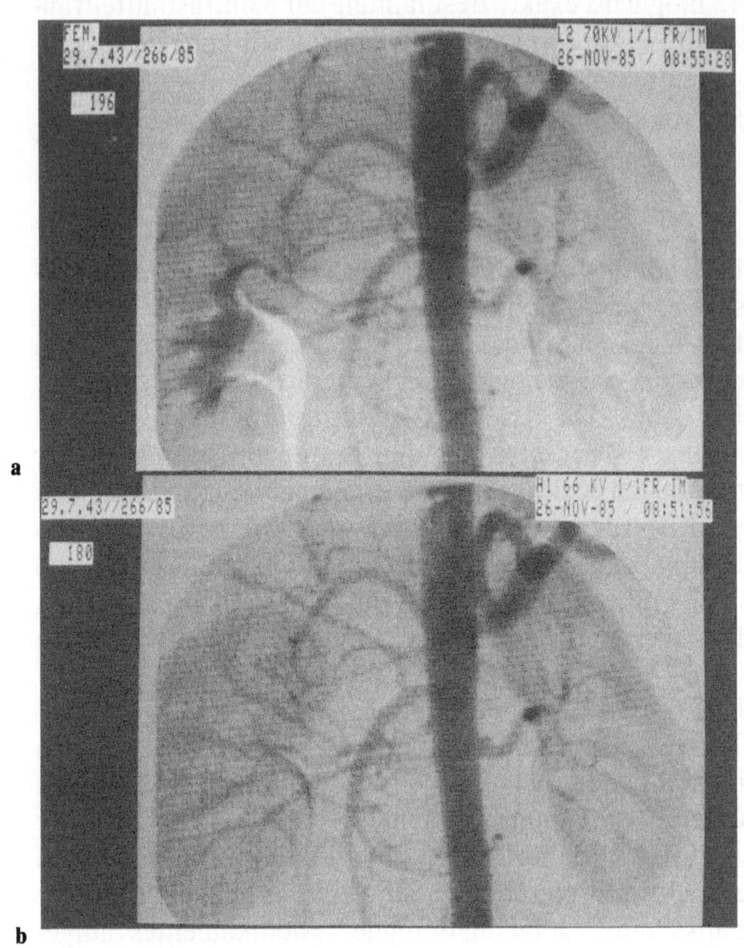

Abb. 1a u. b. Transvenöse DSA der Nieren (Pulsbetrieb, 2 B/s) mit Dosis-stufe L_2 (a) und H_1 (b) am „Digitron 2"

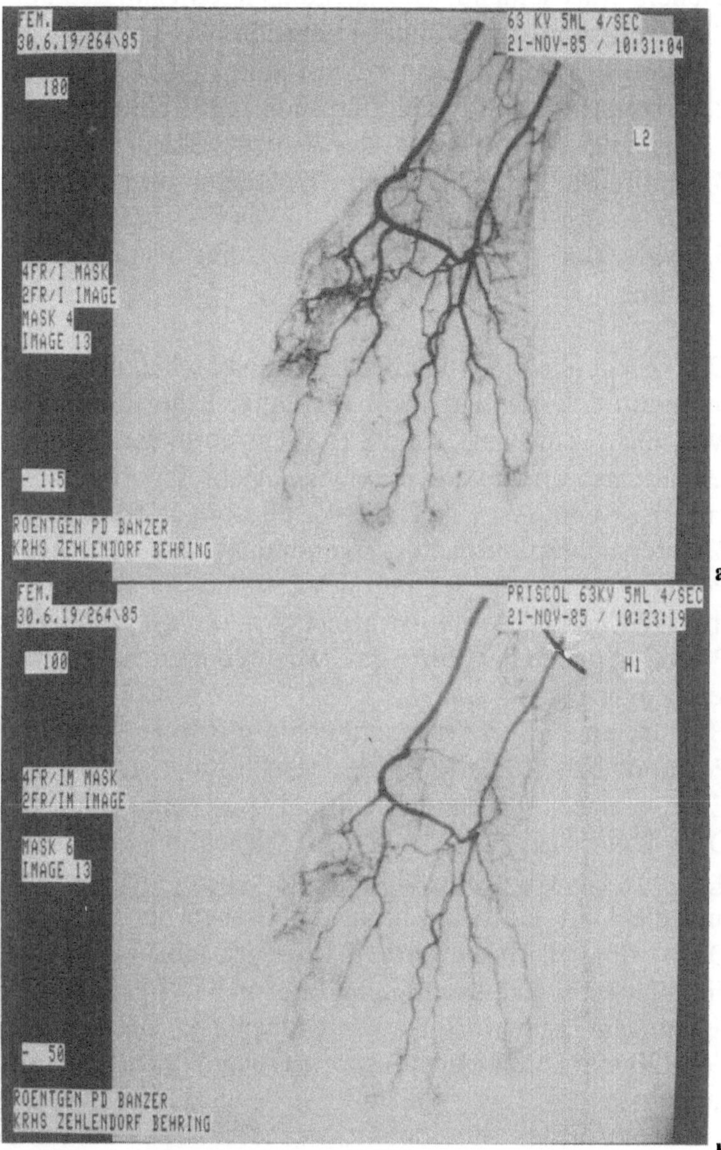

a

b

Abb. 2a u. b. Arterielle DSA der Hand (Pulsbetrieb, 2 B/s) mit Dosisstufe L_2 **(a)** und H_1 **(b)** am „Digitron 2"

suchers entscheidend. Die nachfolgenden Einflüsse auf
die Streustrahlendosis sind zu beachten:

1. baulicher Strahlenschutz und Schutzkleidung,
2. Untersucherposition (Entfernung zur Strahlenquelle,
   Seite des Eintritts- bzw. des Austrittsfeldes),
3. Röhrenstellung (Übertisch-, Untertischröhre),
4. Dauer der Untersuchung,
5. Wahl der röntgentechnischen Untersuchungsparameter.

Die Wichtigkeit der baulichen Strahlenschutzmaßnahmen und eine richtige Wahl des Untersucherstandortes
wird durch eine am „Angioskop" im normalen Durch-
leuchtungsbetrieb vorgenommene Meßreihe (Fa. Siemens) verdeutlicht [2]. Die Dosismessungen wurden in
2 Untersucherpositionen vorgenommen (sog. „Sones-
Position" neben der Schulter des Patienten, wie z. B. bei
transvenöser DSA mit Armzugang und sog. „Judkins-
Position" neben der Hüfte des Patienten wie bei femora-
lem Zugang).
Hier treten z. B. in Gonadenhöhe 4 mR/h in „Judkins-
Position" bzw. 100 mR/h in „Sones-Position" auf.
Eine einfache Rechnung, wobei für routinemäßige
DSA-Untersuchung 3 min Durchleuchtungszeit und
0,5 min DSA-Durchleuchtungszeit angenommen wird
und die DSA-Durchleuchtungszeit wegen der höheren
Dosis doppelt bewertet wird, ergibt eine Gesamt-
durchleuchtungszeit von 4 min/Untersucher. Bei 6 Unter-
suchungen/Tag bzw. 30 Untersuchungen/Woche ergeben
sich 120 min Durchleuchtungszeit/Woche für den Untersucher.
Ein Untersucher wäre damit in „Judkins-Position" mit
8 mR/Woche, in „Sones-Position" mit 200 mR/Woche

belastet. Bei einer nach RöV erlaubten Dosis von 100 mR/Woche wären theoretisch 375 Untersuchungen in „Judkins-Stellung" aber nur 15 Untersuchungen in „Sones-Stellung" gestattet. Der Unterschied ergibt sich aus der Anordnung des baulichen Strahlenschutzes und der Untersucherentfernung von der Strahlenquelle. In der Praxis treten wesentlich geringere Dosen auf, da der Körperschutz des Untersuchers (Bleischürze) hinzukommt und ein Aufenthalt im Untersuchungsraum während digitaler oder Filmaufnahmeserien möglichst vermieden werden soll (alternativ zusätzlich Schutz durch Bleiwand). Bei einer Untersuchungsfrequenz von 20 Untersuchungen/Woche je Untersucher konnten in 1 Jahr Betriebszeit keine Dosisüberschreitungen in unserem Institut festgestellt werden.

Zusammenfassung

Strahlenschutzmaßnahmen müssen nicht nur den Patienten vor einer möglichen verstärkten Strahlenexposition schützen, sondern in erhöhtem Maße auch den Untersucher einbeziehen. Neben dem verstärkten baulichen Strahlenschutz, wie er am „Angioskop" der Fa. Siemens durch Bleischürze und bewegliche Bleiglasfenster verwirklicht ist, ist die Sorgfalt des Untersuchers bei der Standortwahl während der Untersuchung entscheidend. Eine Doppelbesetzung des Untersuchungsteams mit regelmäßigem Wechsel ist zusätzlich anzustreben.
Sowohl bei Phantommessung mit Simulierung einer Patientenuntersuchung wie auch bei der üblichen Strahlenschutzüberwachung des Personals im Routinebetrieb traten im klinischen Betrieb keine Dosen auf, die bei

sorgfältiger Durchführung die Anwendung der digitalen Untersuchungstechnik einschränken würden.

Literatur

1. Friedrich M, Berger T, Wolf KJ (im Druck) Vergleich der Strahlenexposition bei fotographischer Filmsubtraktion und DSA. Expertengespräch „Strahlenexposition im Rahmen der DSA", Nürnberg 1985
2. SIEMENS-INFO (1985) Strahlenschutz am Angioskop. Siemens AG, Erlangen 1985

Vergleich der Strahlenexposition bei fotografischer Filmsubtraktion und DSA

M. Friedrich, T. Berger

Einleitung

Dosisvergleiche zwischen unterschiedlichen Angiographieverfahren wie der konventionellen Blattfilmangiographie und der digitalen Subtraktionsangiographie mit unterschiedlicher Abbildungsgeometrie und Bildaufzeichnung sind nur eindeutig, wenn eine Übereinkunft über die geeignete Dosismeßgröße getroffen wird. Vier verschiedene Dosismeßgrößen stehen zur Wahl:
1. das Flächendosisprodukt,
2. die Organdosis und daraus abgeleitet die somatisch signifikante Dosis [2],
3. die „Eingangsdosis" am Bildempfänger, und
4. die Oberflächendosis.

Medizinisch sinnvoll ist die Messung der absorbierten Dosis in den strahlenbiologisch kritischen Organen, blutbildendes Knochenmark, Gonaden, weibliche Brust und Schilddrüse. Diese variiert entscheidend mit der jeweiligen Lage der Organe im Strahlengang (a. p. oder p. a.-Strahlengangsrichtung) und untersuchten Körperregion. Sie ist in der Regel nur durch umfangreiche TLD-Dosismessungen am Alderson-Phantom zu bestimmen und für Routinezwecke kaum zugänglich. Eine Annäherung an diese somatisch signifikante Dosis läßt sich durch Messung der Oberflächen- und Austrittsdosis am Patienten erreichen.

Das gesamte Dosisniveau wird natürlich auch erheblich beeinflußt durch die sog. Eingangsdosis, unter der hier die Ortsdosis, gemessen am für den Anwender zugänglichen nahestmöglichen Ort zum jeweiligen Bildempfänger, d. h. in der Regel an der Verkleidung des Filmblattwechslers bzw. Bildverstärkers, verstanden werden soll. Diese Dosis ist nach eigenen und den Messungen anderer Autoren [1, 5–7] um den Faktor 5–10 höher als die von der Industrie angegebene sog. Eingangsdosis am Bildverstärkereingang (in der Regel zwischen 200 und 500 µR/Bild im „pulsed mode"). Die Unterschiede erklären sich durch den dazwischen liegenden Streustrahlenraster, die zusätzliche Entfernung von BV-Verkleidung und BV-Eingangsfläche und unterschiedliche Strahlenvorfilterungen unter den Meßbedingungen der Industrie. Allein diese unterschiedlichen Angaben zur Eingangsdosis haben zusätzlich zur unterschiedlichen somatisch signifikanten Organdosis zu konträren und zum Teil falschen Vorstellungen über die Dosisverhältnisse zwischen konventioneller Angiographie und digitaler Subtraktionsangiographie bei den Anwendern und in der Öffentlichkeit geführt.

In der vorliegenden Arbeit werden die Oberflächen- und Austrittsdosen am Patienten und standardisierbaren Phantom für die Blattfilmangiographie und digitale Subtraktionsangiographie in der jeweilig unterschiedlichen Strahlengeometrie verglichen.

Material und Methode

In einer ersten Untersuchungsserie wurde die Oberflächendosis bei 57 Patienten im Rahmen einer intravenösen Subtraktionsangiographie der Nieren mittels Blattfilm verglichen mit den Oberflächen- und Austrittsdosen bei 29 Patienten, die eine Nieren-DSA am ANGIOTRON (Firma Siemens) erhielten. Die Dosismessungen erfolgten mittels Stabdosimetern SEQ der Firma Physiotechnique. Die Stabdosimeter wurden mit einer kalibrierten Ionisationskammer CAPINTEC 30 cm^3 Nr. 30009 für Röhrenspannungen von 70 und 100 kV und Filterwerten von 2 mmAl und 2 mmCu kalibriert.[1]
Weiterhin wurden die Oberflächen- und Austrittsdosen gemäß den geometrischen Bedingungen von Abb. 1 an einem 15 cm dicken Wasserphantom mit einer definierten Diatrizoatbeimischung für den Fall der Blattfilmangiographie mittels AOT (a. p.-Strahlengang) und die DSA am Angioskop mit Angiotron (p. a.-Strahlengang) gemessen. Bei der Blattfilmangiographie wurden 7 Aufnahmen, bei 70 kV, auf Quanta-III-Verstärkerfolie und üblichem AOT-Raster (12/40) zugrunde gelegt, bei der DSA eine durchschnittliche Szenendauer von 15 s. Das Filmformat betrug 35×35, der BV-Durchmesser 25 cm. Die Filme wurden in einer 90-s-KODAK-X-O-MAT-Entwicklungsmaschine bei 29°C entwickelt. Diese Bedingungen entsprachen der bei der vergleichenden Untersuchungsserie üblichen Praxis der intravenösen Nierenarteriendarstellung mittels Film oder digitaler Subtraktionsangiographie.

---

1 Wir danken Herrn Dipl.-Physiker A. Scheffler, Abteilung für Strahlentherapie, Klinikum Steglitz, für die Kalibrierung der Stabdosimeter.

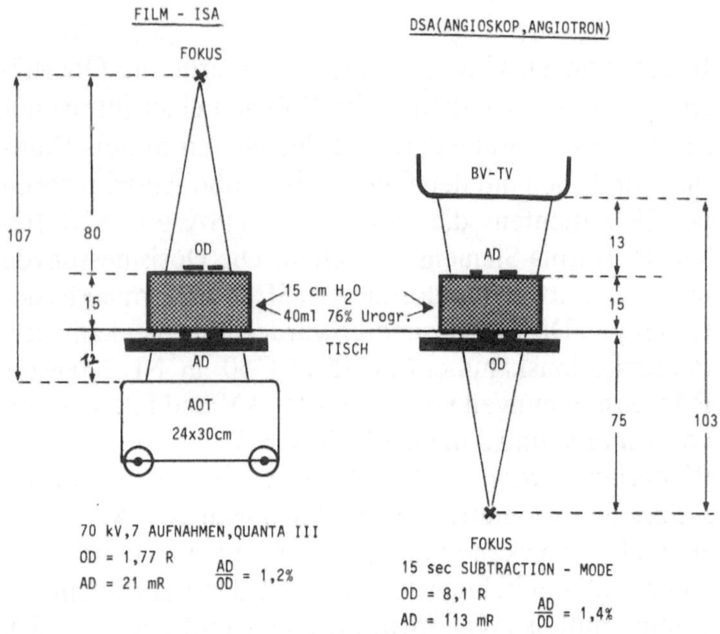

Abb. 1. Dosisvergleich Film-ISA und DSA (Nieren). (Wasserphantom)

Außerdem wurden die Oberflächen-, die Mitten- und Austrittsdosis an einem insgesamt 18 cm dicken, 20×20 cm im Format messenden Plexiglasphantom unter den oben genannten Bedingungen der Filmtechnik sowie an den DSA-Systemen DVI 2 (Firma Philips) und DIGITRON II (Firma Siemens) gemessen. Bei der Filmtechnik wurden Spannungen von 62 und 82 kV bei 2-mm-Aluminiumfilterung benutzt, bei den DSA-Systemen das BV-Format von 25 cm Durchmesser, beim DVI 2 ebenfalls Aufnahmespannungen von 63 und 82 kV und beim DIGITRON II von 66 kV. Außerdem wurde beim DVI 2

die Videokameraapertur um +/− 10 Einheiten variiert,
beim DIGITRON II die Eingangsempfindlichkeit des
Bildverstärkers von 500 μR-Bild (Stufe H1) und 200 μR/
Bild (Stufe L2) variiert. Die DSA-Systeme wurden im
„integrated pulsed mode" mit Bildfrequenzen von 1 Bild/
s betrieben. Die unterschiedliche Abbildungsgeometrie
geht aus Abb. 2 hervor. Bei den Film-Dosis-Messungen
wurde eine mittlere Schwärzung von D = 1,6, ebenfalls
auf Quanta-III-Folie zugrunde gelegt.

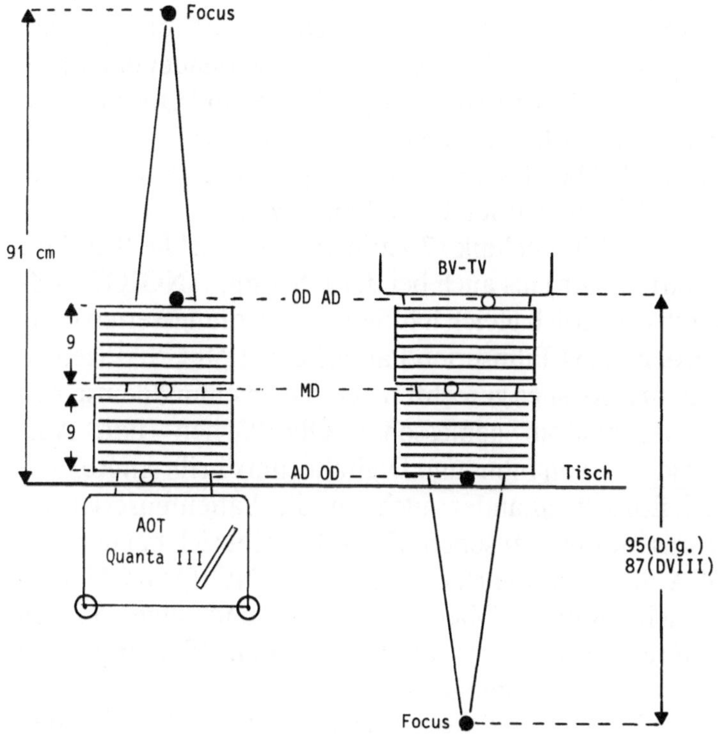

Abb. 2. Unterschiedliche Abbildungsgeometrie

Ergebnisse

Die in der ersten Untersuchungsserie am Wasserphantom gemessene AOT-nahe Austrittsdosis am Phantom entspricht mit 3 mR/Aufnahme exakt der nach der Versuchsanordnung Abb. 2 mittels Plexiglasphantom gemessenen Austrittsdosis. Auch die Oberflächendosis am mit Kontrastmittel angereicherten Wasser-Phantom (253 mR/Aufnahme) entspricht in etwa der Oberflächendosis pro Aufnahme beim 18 cm Plexiglas-Phantom und konventioneller Filmtechnik. Auf der anderen Seite wurden bei dem gleichen Wasserphantom am ANGIOTRON im „continuous mode" bei einer Szenendauer von 15 s – das entspricht der durchschnittlichen Szenendauer einer Nieren-DSA – Austrittsdosen von 113 mR und Oberflächendosen von 8100 mR gemessen. Berücksichtigt man weiterhin, daß bei der klinischen Vergleichsserie zur intravenösen Nierenarteriendarstellung sowohl bei der konventionellen Filmtechnik (7 Aufnahmen einschließlich Probeaufnahmen) als auch bei der DSA mit ANGIOTRON durchschnittlich gleich häufig Wiederholungsserien nötig wurden (1,54 Filmserien/Patient und 1,58 DSA-Szenen/Patient), so ist es gerechtfertigt, die an einunddemselben Wasserphantom gemessenen Oberflächen- und Austrittsdosen von Film- und Digitaltechnik in ihrem Relativverhältnis zueinander auch für die Patientenserien als repräsentativ anzusehen. Danach ergibt sich bei der i. v.-DSA der Nierenarterien mittels ANGIOTRON eine 4,6fach höhere Oberflächendosis und eine 5,3fach höhere Austrittsdosis als bei der Film-ISA unter den genannten Bedingungen.

Diese Verhältnisse lassen sich ungefähr auch bei den Dosismessungen am Patienten wiederfinden (Tabelle 1).

Tabelle 1. Dosis-Vergleich – Film I.S.A./D.S.A. – Nieren

D.S.A.-Nieren Angiotron, 15 sec.	Gewicht kg	OD/Serie [R]	AD/Serie [mR]
	83,7 ± 19 (n = 29)	11,2 ± 5,2 (n = 45)	48,6 ± 19 (n = 46)
	98,4 ± 15 (n = 14)	14,0 ± 4,4 (n = 20)	48,5 ± 14 (n = 21)
	69,3 ± 10 (n = 16)	8,9 ± 4,8 (n = 20)	45,5 ± 16 (n = 24)
Film-ISA-Nieren 5 Aufn. Quanta III	88,7 ± 9 (n = 34)	4,8 ± 1,4	–
	62,2 ± 8,4 (n = 23)	3,14 ± 1,2	–

Bei 29 DSA-Patienten mit einem durchschnittlichen Körpergewicht von 84 kg betrug die durchschnittliche Oberflächendosis bei 15 s ANGIOTRON-„continuousmode"-Betrieb 11,2 R, die durchschnittliche Austrittsdosis 48 mR. Wie erwartet, variiert die Oberflächendosis stark mit dem Patientengewicht, während die Austrittsdosis aufgrund der automatischen Dosisleistungsregulation im Continuous mode bei dicken und dünnen Patienten mehr oder weniger konstant ist. So maßen wir bei 14 übergewichtigen Patienten (98 +/− 15 kg) eine durchschnittliche Oberflächendosis von 14 +/− 4,4 R, d. h. im Durchschnitt ungefähr 1 R/s Continuous-mode-ANGIOTRON-Betrieb. Bei der filmtechnischen Subtraktion wurde bei 34 übergewichtigen Patienten (88,7 +/− 9 kg) eine mittlere Oberflächendosis von 4,8 +/− 1,4 R gemessen. Bei dünnen Patienten betrug die mittlere Oberflächendosis 3,14 +/− 1,2 R. Das Dosisverhältnis zwischen Film und digitaler Subtraktionsangiographie der Nieren betrug ungefähr zwischen 1:3 bis 1:5. Der um den Faktor 18–25 höhere somatische Dosisindex [6] bei der Nieren-

arteriendarstellung im p. a.-Strahlengang bei der DSA gegenüber dem a. p.-Strahlengang bei der Filmtechnik bleibt hiervon unberührt.

Etwas günstiger liegen die Dosisverhältnisse zwischen konventioneller Filmtechnik und DSA im Pulsed mode. Verglichen wurde das System DVI II (Firma Philips) mit 35 cm BV, angeschlossen an die Angiographieeinheit ANGIO-ARC A und das System DIGITRON II (Firma Siemens) mit 25 cm BV, angeschlossen an ein Angioskop mit Aufnahmetisch Koordinat 3 D 2. Die Meßgeometrie geht aus Abb. 2 hervor. Bei allen Dosismessungen mit DSA wurde der 25 cm BV-Ausschnitt benutzt. Beim DVI-II-System konnten durch Änderung der Dosisleistungsvorgabe der Röhre die durch die Belichtungsautomatik ermittelten kV-Werte zwischen 62 und 82 kV variiert werden, beim DIGITRON II regelte die Automatik auf 66 kV. Außerdem wurde beim DVI-II-System die Apertur der Fernsehkamera um +/− 10 Einheiten variiert.

Bemerkenswert ist zunächst, daß die dem Bildverstärker zugewandte Austrittsdosis am Phantom sowohl beim DIGITRON II wie DVI II in der Größenordnung zwischen 6,4 und 8,1 mR/Bild liegt. Hierbei ist zu berücksichtigen, daß z. B. der Hersteller beim DIGITRON II für 70 kV und ein BV-Format von 25 cm in der benutzten Dosisleistungsstufe H 1 eine Eingangsempfindlichkeit am Bildverstärker von 400 µR/Bild angibt. Hier besteht also eine Diskrepanz, größer als der Faktor 10 zwischen der firmenseitig angegebenen BV-Eingangsdosis und der vor der BV-Verkleidung zu messenden Ortsdosis. Diese erklärt sich zum Teil durch andere Vorfilterungen bei der industriellen Messung, zum Teil durch den Streustrahlenraster (PB 12/40) vor dem Bildverstärker sowie andere

64

absorbierende Medien und einen gewissen Abstand der
eigentlichen BV-Eingangsebene zur Verkleidung. Wir
halten unsere Dosismessung für real, zumal sie in derselben Größenordnung liegt wie von anderen Autoren
gemessen wurde [1, 6–8]. Auch Harrington und Mitar-
beiter [5] bestätigen, daß für ein einigermaßen rausch-
armes integriertes digitales BV-TV-Bild eine Eingangsdosis von 1–2 mR mindestens erforderlich ist. Busch
(s. „Bilddosis und Abbildungseigenschaften von DSA-
Anlagen) gibt einen mittleren Eingangsdosiswert

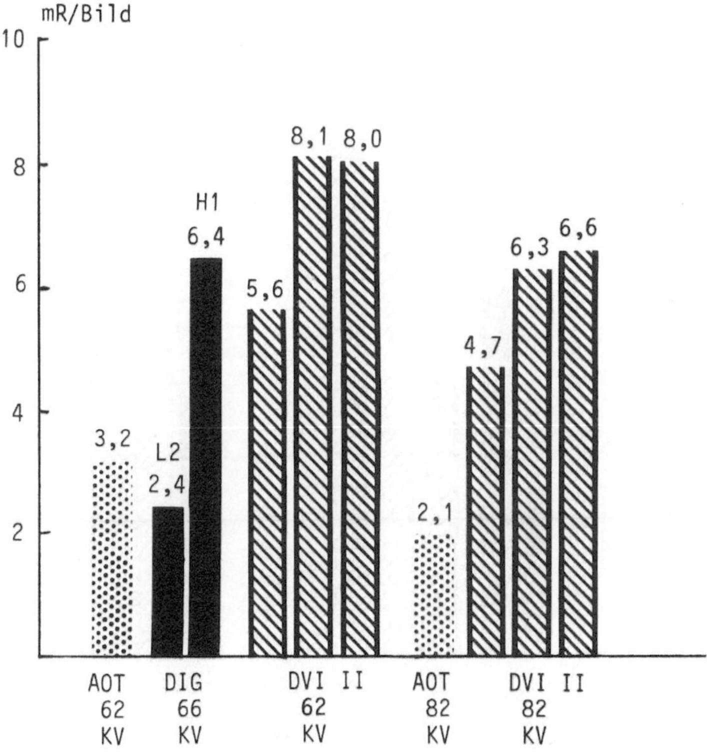

Abb. 3. Austrittsdosis (18 cm Plexiglasphantom)

von 3,7 mR/Bild an. Durch Wahl der niedrigeren Dosisleistungsstufe (L 2, Firmenangabe 200 mR/pro Bild Eingangsdosis) läßt sich die Phantomaustrittsdosis auf 2,4
mR senken, ebenso wie beim DVI-II durch Manipulation
der Aperturblende vor der Fernsehkamera (5,6 mR
gegenüber 8,1 mR/Bild, Abb. 3). Auch durch ein Höher-
regeln der Aufnahmespannung von 62 auf 82 kV läßt sich
beim DVI-II die Dosis an allen 3 Meßorten um zwischen
20 und 40% senken. (Abb. 3–5).

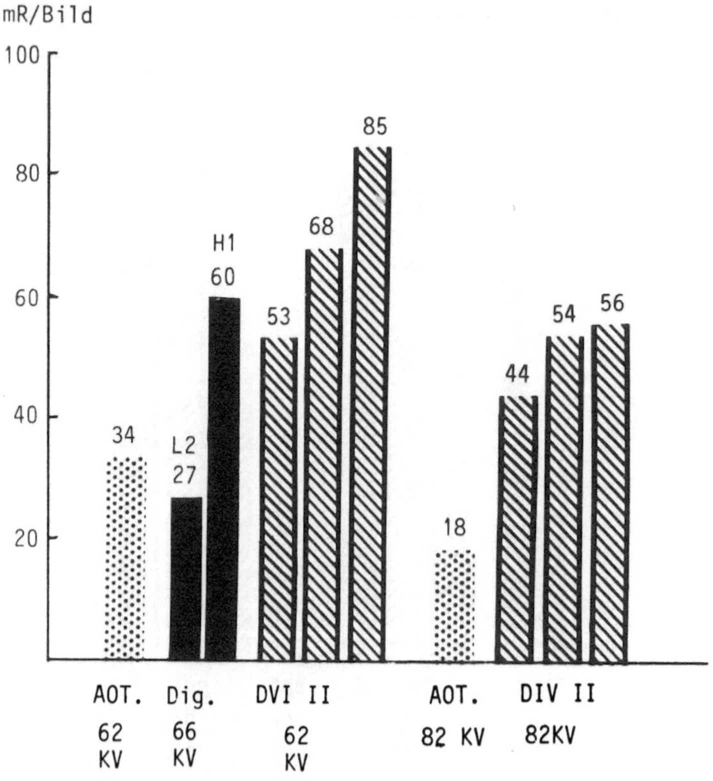

Abb. 4. Mittendosis (18 cm Plexiglasphantom)

Nimmt man die beim DVI-II durch die Automatikregelung vom Hersteller empfohlenen Einstellungsparameter, so liegen die Dosen an sämtlichen 3 Meßorten (Oberfläche, Mitte, Austrittsseite) um den Faktor 2 über der in Filmtechnik erforderlichen Dosis (gleiche kV-Zahl). Bei höheren kV (82 kV) wird das Dosisverhältnis Film- zu Digital-BV-TV-Bild noch günstiger für den Film (ca. 40% des digitalen BV-TV-Bildes). Dies resultiert nicht zuletzt durch den Spannungsgang der Seltenen Erde-Folie (höhere Empfindlichkeit bei höherer kV-Zahl).

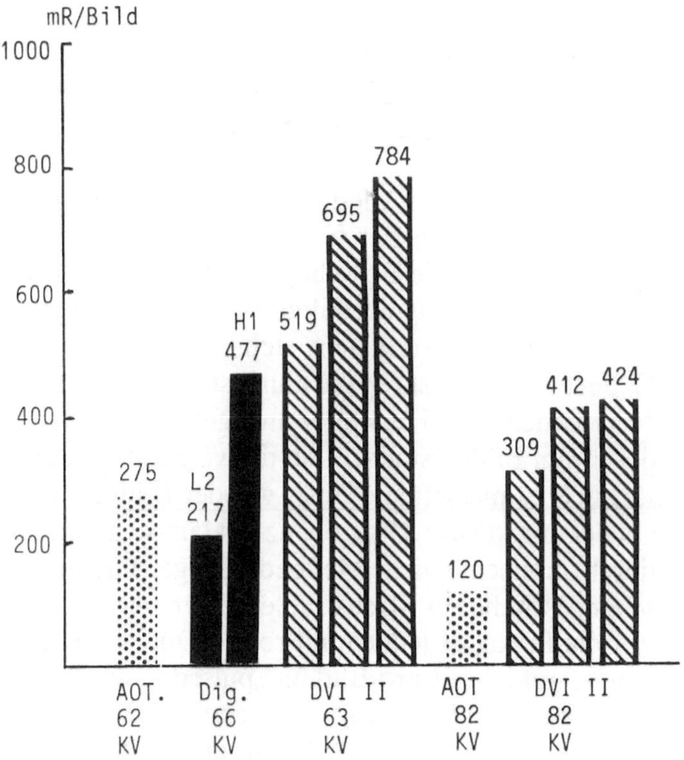

Abb. 5. Oberflächendosis (18 cm Plexiglasphantom)

Diskussion und Zusammenfassung

1. Der Dosisvergleich zwischen Angiographiefilm auf
   hochverstärkender Seltener-Erde-Folie (Quanta 3)
   und digitalem BV-TV-Bild im „pulsed mode" fällt
   eindeutig zu ungunsten des digitalen BV-TV-Bildes
   aus. Zumindestens beim DVI-II-System (Fa. PHI-
   LIPS) und DIGITRON-II-System (Fa. SIEMENS)
   liegen die Dosen an den 3 Meßorten Oberfläche, Kör-
   permitte und Austrittsseite bei Verwendung der automatischen Belichtungsregelung und eines 25 cm Bild-
   verstärkerformates um den Faktor 2 höher als bei der
   hochverstärkenden Angiographie-Film-Folien-Kom-
   bination (Quanta 3). Diese Aussage gilt unabhängig
   vom entgegengesetzten Strahlengang bei Filmangiographie und DSA.
2. Durch Wahl einer niedrigeren Dosisleistungsstufe
   oder Manipulation der kV-Zahl und Videokameraapertur läßt sich die Dosis bei digitalen BV-TV-Bild in
   die Größenordnung der Filmdosis bringen. Die zugehörigen Qualitätsvergleiche stehen noch aus.
3. Es besteht eine Diskrepanz mindestens um den Faktor
   10 zwischen vom Hersteller angegebener „Eingangsdosis" am Bildverstärker und der vom Anwender tat-
   sächlich zu messenden Dosis vor der Bildverstärkerabdeckung. Diese Diskrepanz erklärt sich zum Teil
   durch unterschiedliche Meßbedingungen und den zwi-
   schengeschalteten Streustrahlenraster und Abstand.
   Für die Praxis ist jedoch mit realen Dosiswerten zwischen 3 und 5 mR pro Bild im „pulsed mode" vor der
   Bildverstärkerabdeckung zu rechnen. Diese Werte
   werden von mehreren Arbeitsgruppen bestätigt [1,
   5–8].

4. Noch ungünstiger für das Digitalverfahren liegen die Verhältnisse beim Continuous mode, zumindest beim Vergleich von ANGIOTRON (Fa. SIEMENS) und hochverstärkender Film-Folien-Kombination bei der intravenösen Darstellung der Nierenarterien. Am Wasserphantom werden 5fach höhere Oberflächen- und Austrittsdosen für eine 15 s lange Continuous-mode-Szene am ANGIOTRON gegenüber einer Filmblattserie mit 6 Aufnahmen gemessen. Bei einem klinischen Patientenvergleichskollektiv liegt die Dosis bei der Filmangiographie (7 Filme/Serie) um den Faktor 3 unter derjenigen beim Continuous-mode-ANGIOTRON-Betrieb über 15 s.

5. Berücksichtigt man zusätzlich das vom jeweiligen Strahlengang stark abhängige somatische Strahlenrisiko, wie es von EWEN und Mitarbeitern [2] definiert wurde, so ist die DSA zur Darstellung der Nierenarterien im p. a.-Strahlengang, insbesondere als Screeninguntersuchung, aus Dosisgründen als äußerst bedenklich zu bezeichnen, wenn nicht abzulehnen. Bei Darstellung anderer Körperregionen, z. B. im Thoraxraum, mit entsprechend anderer Lage der strahlenbiologisch signifikanten Organe weibliche Brust und Schilddrüse, liegen durch den p. a.-Strahlengang bei der DSA die somatischen Dosisindices günstiger als für die Blattfilmangiographie im a. p.-Strahlengang. Dies ändert sich natürlich wieder zugunten der Blattfilmangiographie und noch mehr der 100 mm BV-Fotografie bei entsprechend flexibler Anpassung des Strahlengangs a. p. oder p. a. an die jeweilige Fragestellung bei modernen C- oder U-Bogen-Geräten.

Literatur

1. Busch HP, Strauss LG, Freimarck RD (1984) Messung der Abbildungseigenschaften von DSA-Anlagen. RöFo 141: 92–96
2. Ewen K, Fiebach BJO, Hinz A (1982) Somatisches Strahlenrisiko bei Angiographien. RöFo 137: 704–706
3. Friedrich M, Sörensen R (1982) Intravenöse Subtraktionsangiographie (ISA) – Technik und Anwendungsgebiete. RöFo 136: 705–716
4. Friedrich M, Kempter H (1983) Conventional film subtraction versus digital subtraction angiography in visualisation of the renal arteries. In: Felix R, Frommhold W, Kuhn K et al (eds) Contrast media in digital radiography. Int Workshop Berlin, 20.–22. Jan. 1983, Berlin. Excerpta Medica, Amsterdam
5. Harrington DP, Boxt LM, Murray PD (1982) Digital subtraction angiography: overview of technical principles. A J R 139: 781–786
6. Neufang KFR, Ewen K (1983) Die Strahlenexposition bei der digitalen Subtraktionsangiographie (DSA) der Nieren und des Aortenbogens. RöFo 139: 300–303
7. Seyferth W, Schmidt Th, Zeitler E (1984) Klinische Anwendung von Geräten zur DSA: Angiotron-Digitron II (Siemens–Erlangen). In: Riemann HE, Kollath J (Hrsg). Digitale Radiographie, 19.–22. Sept. 1984, Bad Nauheim, S. 234. Schnetztor-Verlag, Konstanz
8. Tuengerthal S (1984) Klinische Erfahrungen in der digitalen Subtraktionsangiographie mit dem D.R. 960. In: Thurn P, Felix R (Hrsg) Standortbestimmung der digitalen Subtraktionsangiographie. Symposium, 20.–21. Jan. 1984, Berlin.
9. Wolf K (1984) Stand der Technik in der D.S.A. – Medizinische Erfahrungen mit dem DIVAS-Gerät. In: Thurn P, Felix R (Hrsg) Standortbestimmung der digitalen Subtraktionsangiographie, Symposium, 20.–21. Jan. 1984, Berlin

Strahlenexposition bei der abdominellen DSA (Angiotron, Digitron)

H.-J. Rehm, W. Seyferth

Anlaß für die von uns durchgeführten vergleichenden Dosismessungen waren Publikationen [1–3], die angiographische Untersuchungen mit konventioneller und digitaler Bildgebung bei intravenöser Kontrastmittelgabe hinsichtlich der Strahlenexposition des Patienten gegenüberstellten.

Nach unserer Meinung blieb jedoch hierbei die Tatsache unberücksichtigt, daß in bezug auf die diagnostische Aussagefähigkeit unterschiedlich einzustufende Untersuchungsverfahren verglichen wurden, wie die umfassendere konventionelle zerebrale Karotisangiographie (mit Einschluß der intrazerebralen Gefäßstrecke) und die auf den Halsbereich dieses Gefäßabschnittes beschränkte i. v. DSA.

Untersuchungsparameter bei der Diagnose Nierenarterienstenose

---

Konventioneller Film-Folien-Bereich:
Belichtung von 10 Röntgenfilmen innerhalb von 12 s nach Injektionsbeginn

Szenendauer bei der DSA: 12 s

Durchleuchtungszeit zur Kathetervorführung in die Aorta abdominalis bzw. V. cava inferior für die intraarterielle bzw. intravenöse Kontrastmittelapplikation sowie zur Einstellung des Untersuchungsfeldes: 17 s

---

Unseren Untersuchungen legten wir daher ein umschriebenes morphologisches Substrat, nämlich die Nierenarterienstenose zu Grunde.

In der konventionellen intraarteriellen Angiographie besteht in unserem Hause der Routineablauf in der Exposition von 10 Röntgenfilmen in einem Zeitraum von 12 s. Die Szenendauer von 12 s wurde für die intravenöse DSA nach Auswertung der fluoroskopischen Ablaufserie bei 20 Patienten als Mittelwert bestimmt.

Die Durchleuchtungszeit zur Kathetervorführung sowie die Einstelldauer des Untersuchungsfeldes gingen mit 17 s in die Messung ein.

Die Konzeption der beiden verwendeten DSA-Anlagen geht aus der folgenden Übersicht sowie einer früheren Publikation hervor [4].

Bei vergleichenden Untersuchungen zur Strahlenbelastung sollten besonders auch die geometrischen Parame-

---

ANGIOTRON
Videomed N: 25 B/s   Videomed H: 50 B/s

- Fluorobetrieb inklusiv Kinopulsbetrieb
- 512 Matrix und gleitende Mittelwertbildung
- Speicherung aller Rohdaten auf hochauflösendem Videorecorder
- Einfache Handhabung

DIGITRON 2
Videomed N: 25 B/s   Videomed H: 50 B/s

- Akquisition in Fluoro- oder Pulsbetrieb
- Umschaltbare Matrix 256/512;
- Digitalerfassung auf Halbleiterspeicher
- Digitale Speicherung auf Winchesterplatten
- Variable Bildrate bis 50 B/s
- Quantitatives Auswerteprogramm

ter der Untersuchung konstant gehalten werden. Dies gilt für den Vergleich von konventioneller mit digitaler Bildgebung, wie auch für den Vergleich digitaler Bildtechniken untereinander. Dieser Forderung kam für einen Teil der Messungen der besondere Umstand entgegen, daß uns zeitweilig eine Röntgenanlage zur Verfügung stand, die zwischen ANGIOTRON- und DIGITRON-Betrieb umschaltbar war.

Für die späteren Messungen standen uns 2 separate DSA-Anlagen, also ein ANGIOTRON und ein DIGITRON in der Klinik zur Verfügung.

In Tabelle 1 sind die anlagenspezifischen Parameter, insbesondere die BV-Eingangsdosisleistungen für unsere DSA-Anlagen aufgeführt.

Tabelle 1. BV-Eingangsdosisleistung (hinter dem Streustrahlenraster) BV-Eingangsgröße: 28 cm

ANGIOTRON	DIGITRON II
Stufe 1: 150 µR/s Stufe 2: 1000 µR/s	H_1: 1300 µR/Bild H_2: 2600 µR/Bild L_1: 250 µR/Bild L_2: 600 µR/Bild

Die BV-Eingangsdosisleistungen spielen gerade bei vergleichenden Untersuchungen zur Strahlenbelastung eine wesentliche Rolle. Daneben sind sie natürlich noch als Standarddaten nach der RöV von Interesse.

Beim ANGIOTRON wurde ausschließlich die Dosisleistungsstufe 2 mit einer Dosisleistung von 1000 µR/s am BV-Eingang hinter dem Streustrahlenraster verwendet.

Beim DIGITRON stehen 4 verschiedene Dosisstufen mit den Nennwerten von 100 µR, 200 µR, 500 µR und 1000 µR pro Bild zur Verfügung (bezogen auf die BV-Eingangsgröße von 40 cm).

In Übereinstimmung mit anderen Publikationen wurde mit einer Dosis von 500 µR/Bild gearbeitet, für Vergleichszwecke jedoch auch noch mit der Dosisstufe 200 µR/Bild.

Für die gewählte Bildfrequenz von 3 Bildern/s sprachen 3 Gründe:

1. Beim fluoroskopischen Betrieb des Angiotrons und einer gewählten Bildadditionsrate von 16 Bildern ergibt sich bei einer Fernsehbildfrequenz von 50 Bildern/s (VIDEOMED H) ebenfalls eine Bildfrequenz von 3 Bildern/s.

2. In bezug auf einen optimalen Jodkontrast liegt die günstigste Röhrenhochspannung bei ca. 63–66 kV (die Jod-K-Kante liegt bei 33 keV). Aufgrund der Charakteristik der DIGIMATIK bleibt diese Röhrenspannung bis zu einer Bildfrequenz von 3 Bildern/s erhalten. Bei einer erhöhten Bildfrequenz erfolgt zur Reduzierung der Röhrenbelastung ein Anstieg der Röhrenspannung, woraus jedoch wiederum ein kontrastärmeres Bild resultiert.

3. Es besteht in der Literatur Einigkeit darüber, daß bei der intravenösen DSA die Bildfrequenz älterer Geräte von 1 Bild/s in bezug auf die Erzielung einer optimalen Subtraktionsmöglichkeit im Abdominalbereich limitierend wirkt.

Der Einsatz des ALDERSON-Phantoms für die vergleichenden Messungen der Strahlenbelastung erscheint uns aus folgenden Gründen gerechtfertigt. Aus der Abb. 1 ist die gesamte Bandbreite der Oberflächendosis bei der i. v. DSA für die Darstellung der Nierenarterien ersichtlich. Dabei wurde in Abhängigkeit von der Dicke der Patienten, jedoch auch von der Kreislaufzeit, ein breites Spek-

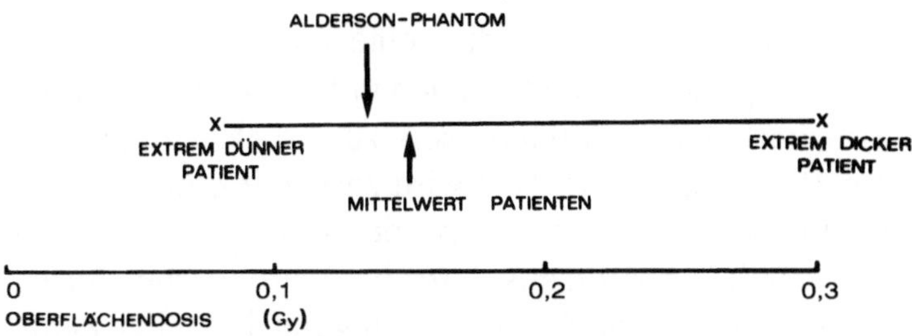

Abb. 1. Bandbreite der Oberflächendosis bei der i. v. DSA für die Nieren-arteriendarstellung

trum der Dosisbelastung für den Einzelpatienten überstrichen. Der Mittelwert der Gesamtuntersuchungen weicht jedoch von den Messungen mit dem Alderson-Phantom unter den genannten standardisierten Bedingungen nur unwesentlich ab. Dies erscheint uns als eine Rechtfertigung dafür, daß das Alderson-Phantom sowohl bei der DSA als auch für den Vergleich mit konventioneller Angiographie mit hinreichender Sicherheit in bezug auf Messungen der Dosisbelastung eingesetzt werden kann.

Letztlich muß bei einer Messung der Oberflächendosis die Eingangsgröße des Bildverstärkers berücksichtigt werden. Wie zu erwarten war, nahm die Oberflächendosis beim „Zoomen", also mit abnehmender BV-Größe zu.

Das Flächendosisprodukt verhielt sich jedoch gegenläufig, es nahm mit zunehmendem BV-Format zu.

Da das Flächendosisprodukt andererseits ein Maß für die Zahl der eingestrahlten Röntgenquanten darstellt, ist es daher auch eher als die lokale Oberflächendosis ein adäquates Maß für das somatische Strahlenrisiko. Das Strahlenrisiko nimmt in diesem Fall beim „Zoomen" somit nicht zu, sondern ab.

Als zweites Moment ist die reine anatomische Abbil-
dungswahrscheinlichkeit mit den unterschiedlichen Bild-
verstärkereingangsdurchmessern zu berücksichtigen. Bei
einer BV-Größe von 40 cm wird zwar mit großer Wahrscheinlichkeit der interessierende Bereich beim Erstablauf erfaßt, andererseits wird die anatomische Einzel-
struktur, wie sie eine Arterienverengung darstellen kann,
teilweise so klein abgebildet, daß diagnostische Erken-
nungsschwierigkeiten bestehen. Auf der anderen Seite
wird bei einer BV-Größe von 20 cm zwar die höchste
Ortsauflösung erreicht, jedoch ist bei einer Primärunter-
suchung mit diesem Bildverstärkerausschnitt die Wahr-

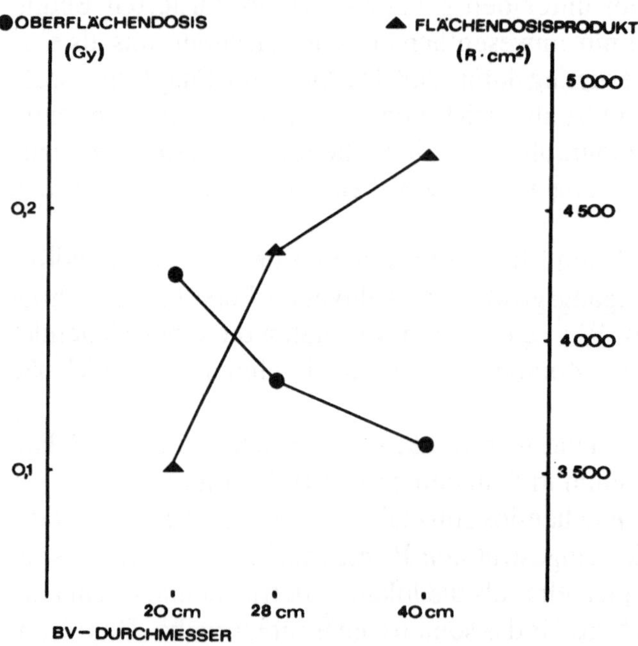

Abb. 2. Gegenläufiges Verhalten von Oberflächendosis und Flächendosisprodukt in Abhängigkeit vom Bildverstärkerdurchmesser

scheinlichkeit, daß die Nierenarterie beim Erstablauf nicht in BV-Mitte eingestellt wurde, am größten.

Aus den gesagten Gründen erscheint die Wahl des 28-cm-BV-Formates ein gerechtfertigter Kompromiß zwischen Einstellungswahrscheinlichkeit, Ortsauflösung und Strahlenrisiko zu sein.

Aus der Abb. 3 geht die Schwankungsbreite der Oberflächendosen der einzelnen Untersuchungsverfahren mit unterschiedlichen Anlagen hervor. Die Schwankungsbreite der Einzelverfahren liegt danach zwischen 43 und 85%. Aus der Überlappung der Einzelverfahren ist gleichzeitig zu erkennen, daß bei Verwendung unterschiedlicher Anlagen im Extremfall alles herausgelesen werden kann. So erkennt man beispielsweise, daß im Extremfall zwischen fluoroskopischem DSA-Mode und DSA-Pulse-Mode an unterschiedlichen Anlagen bei unterschiedlicher Abbildungsgeometrie nahezu identische Resultate erzielt werden können.

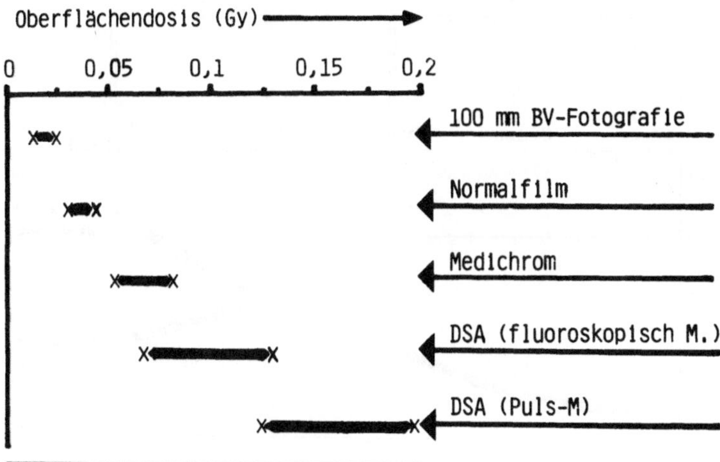

Abb. 3. Einfluß unterschiedlicher Röntgenanlagen auf die Strahlendosis

Legt man jedoch zur Veranschaulichung die Mittelwerte
der Abb. 3 zugrunde, dann ergibt sich unter Zugrundele-
gung der erwähnten Parameter ein aufsteigender Verlauf
der Oberflächendosen in der gezeigten Form (Abb. 4).
Bei einem Vergleich der arteriellen konventionellen
Angiographie mit der intravenösen DSA weist die 100-
mm-Bildverstärkerfotographie die niedrigste Strahlenbe-
lastung für den Patienten auf.
Innerhalb der konventionellen Angiographie ist ein
Anstieg der Oberflächendosis bei Verwendung eines
Normalfilmes, ein nochmaliger bei der Verwendung des
Medichrom-Filmes zu verzeichnen. Die Anwendung des
fluoroskopischen DSA-Betriebes bedeutet eine höhere
Strahlenbelastung als sie mit jeder konventionellen
Methode erreicht wird.
Im Pulsbetrieb (Digitron) kann der Untersucher den Ver-
suchsablauf durch die Möglichkeit der Bilddosiswahl und

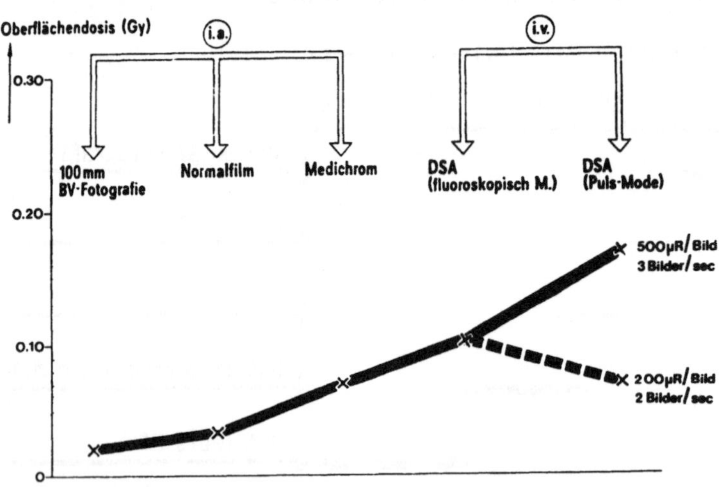

Abb. 4. Strahlenbelastung zur Diagnose Nierenarterienstenose mit unterschiedlichen angiographischen Verfahren (Alderson-Phantom)

der Anzahl der exponierten Bilder pro Sekunde maßgeblich beeinflussen.

Die Wahl dieser Parameter repräsentiert im klinischen Betrieb die Höhe des Anspruches des Untersuchers an ein rauschfreies Bild und an die gewünschte Sicherheit für die Wahrscheinlichkeit einer artefaktfreien Subtraktion.

Dem angegebenen Maximalwert liegen 500 µR/Bild und eine Frequenz von 3 Bildern pro Sekunde zugrunde.

Der Minimalwert wurde erreicht bei einer Bilddosis von 200 µR/Bild und einer Frequenz von 2 Bildern pro Sekunde. Die Bildqualität mit diesen Parametern genügt jedoch im klinischen Betrieb diagnostischen Ansprüchen nicht, daher die gestrichelte Linie.

Die dargestellten Ergebnisse sind Teil einer früheren Publikation [4], sie wurden unter Einbeziehung unserer eigenen Anlagen im Hause aktualisiert und konnten in bezug auf die DSA-Messungen bestätigt werden.

Literatur

1. Neufang KFR, Schmitt B, Ewen K, Frössler H (1985) Messungen zur Strahlenexposition des Patienten bei der indirekten transvenösen Digitalen Subtratkonsangiographie – Vergleich von Pulse-mode- und Continuous-mode-Betrieb. Röntgenpraxis 38: 206–208
2. Passariello R, Pavone P, Simonetti G, Rossi P, Pesce B, Tempesta P, Zarola L (1983) Radiation exposure of the patient in conventional digital intravenous angiography. Ann Radiol 26: 548–550
3. Pavlicek W, Weinstein MA, Modic MT, Buonocore E, Duchesneau PM (1982) Patient doses during digital subtraction angiography of the carotid arteries: comparison with conventional angiography. Radiology 145: 683–685
4. Seyferth W, Schmidt Th, Zeitler E (1984) Klinische Anwendung von Geräten zur DSA: Angiotron-Digitron II (Siemens–Erlangen). In: Riemann HE, Kollath J (Hrsg) Digitale Radiographie. 1. Frankfurter Gespräch über Digitale Radiographie, 19.–22. 9. 84, Bad Nauheim. Schnetztor, Konstanz, S. 234–248

Organdosen bei DSA-Untersuchungen

K. Ewen, K. F. R. Neufang

Will man ein Maß für das stochastische Strahlenrisiko (somatisches und genetisches stochastisches Strahlenrisiko) des Patienten bei röntgendiagnostischen Untersuchungen finden, dann ist weniger die Haut- bzw. Oberflächendosis von Interesse als vielmehr die in bestimmten, von der ICRP und in den BEIR- bzw. UNSCEAR-Reports vorgeschlagenen Risikoorganen applizierten Energiedosen.

Relevant für das somatische stochastische Strahlenrisiko sind vor allem die Organe rotes Knochenmark, Lunge, Schilddrüse und weibliche Brust, während das genetische Strahlenrisiko durch die Gonadendosen festgelegt wird. Zahlenmäßig drückt man derartige Strahlenrisiken z. B. durch die effektive Äquivalentdosis [3] oder den somatischen Dosisindex [5] aus.

Organdosen lassen sich fast nur in Phantomen messen (z. B. Alderson-Rando-Phantom). Ihre Größenordnung hängt von vielen geräte- und untersuchungsspezifischen Parametern ab. Aus diesem Grunde findet man in der Literatur besonders bei komplexen Röntgenuntersuchungen, wie z. B. Angiographien, eine große Streubreite bezüglich der Dosisangaben.

Speziell für konventionelle, aber auch für DS-Angiographien beeinflussen die in Tabelle 1 aufgeführten Parame-

Tabelle 1. Neben den üblichen Parametern speziell für Angiographien dosisbestimmende Geräte- und Untersuchungsparameter

	Bemerkungen
DSA-Technik	Serieller Betrieb, Kontinuierlicher Betrieb
„Empfindlichkeit" des Bildemffangsorgans	250 bis 600 µR/s (serieller Betrieb, Angabe der Firma Philips [4], 500 bis 1000 µR/s (kont. Betrieb, Angabe der Fa. Siemens [8], um 50 µR/s (konvent.)
Verhältnis von Bildqualität (z. B. Signal-Rausch-Verhältnis) zur „Empfindlichkeit" (z. B. BV-Eingangsdosisleistung bzw. -dosis) [8]	im gewissen Rahmen am Gerät wählbar, außerdem: Kontrastmittelkonzentration bei venöser Applikation
BV-Durchmesser	z. B. 17, 25, 36, 59 cm
Nutzstrahlenrichtung	a. p. bzw. p. a.
Durchleuchtungszeit	Sekundenbereich (venöse DSA mit kont. Betrieb), 0 bis Minutenbereich (konv. Angiographie)
Zahl der Aufnahmen	ca. 10 bis 16/Serie (DSA mit seriellem Betrieb, konv. Angiographie)

ter zusätzlich, d. h. neben den sonst üblichen Parametern wie Röhrenspannung, Röhrenstrom, mAs-Produkt, Folienart, Feldgröße, die Höhe der zu messenden Dosiswerte.

Aus diesem Grund ist es äußerst wichtig, Dosisangaben immer mit Informationen über die eingestellten Parameter zu verbinden. Das gilt sowohl für Angaben von Organdosen bei DSA-Untersuchungen als auch bei Vergleichen von Strahlenexpositionen innerhalb verschiedener DSA-Techniken [2, 7] und zwischen konventionellen und DS-Angiographien [6].

Tabelle 2. Herz-Untersuchung: Kontinuierlicher Betrieb, 500 µR/s, p. a., ca. 13 s (alle Dosisangaben in mGy)

Organ	DSA		EKG-getriggertes CT (22 Schichten à 8 mm) [2]
	Messung [2]	Rechnung [9]	
Knochenmark	7,1	4,8	7,4
Lunge	19	13	14
Schilddrüse	0,7	1,05	1,0
Weibliche Brust	2,4	1,8	70 (!)
Hoden	0,003	–	0,06
Ovarien	0,016	–	0,1

Tabelle 3. Nierenuntersuchungen: DSA: kontinuierlicher Betrieb, 500 µR/s, 25 bzw. 17 cm BV Ø, p. a., ca. 44 s. Konventionelle Angiographie: 15 Blattfilmaufnahmen a. p. (alle Angaben in mGy)

Organ	DSA		Konventionelle Angiographie [6]
	Messung [6]	Rechnung [9]	
Knochenmark	28	25	1,02
Lunge	0,9	0,6	0,17
Schilddrüse	0,04	0,13	0,07
Weibliche Brust	0,19	0,07	0,4
Hoden	0,08	–	0,12
Ovarien	1,6	–	0,21

Tabelle 4. Aortenbogenuntersuchung: DSA: kontinuierlicher Betrieb, 500 µR/s, 25 cm BV Ø, p. a., ca. 16 s. Konventionelle Angiographie: 10 Blattfilmaufnahmen, a. p. (alle Angaben in mGy)

Organ	DSA		Konventionelle Angiographie [6]
	Messung [6]	Rechnung [9]	
Knochenmark	0,4	2,0	0,92
Lunge	1,3	5,4	20
Schilddrüse	4,3	1,1	5,8
Weibliche Brust	0,9	0,6	20
Hoden	0,004	–	0,05
Ovarien	0,005	–	0,06

Als Beispiel sollen an dieser Stelle die Organdosen von konventionellen Angiographien bzw. CTs und von DS-Angiographien für 3 Untersuchungen angegeben und durch rein rechnerisch ermittelte Werte ergänzt werden (Tabelle 2–4):

Zusammenfassende Diskussion

1. Messung und Rechnung stimmen für die Herz- und Nieren-DSA relativ gut, für die Aortenbogen-DSA relativ schlecht überein.
2. Die Organdosen beim EKG-getriggerten Herz-CT sind vergleichbar mit denjenigen der Herz-DSA. Ausnahme: Dosis der weiblichen Brust (70 mGy beim CT!).
3. Bei p. a.-Nutzstrahlrichtungen (DSA) ist die Knochenmarkdosis (z. B. der Wirbelsäule), bei a. p.-Nutzstrahlrichtung (konventionelle Angiographie) die Brustdosis erhöht.
4. Insgesamt scheint das stochastische Strahlenrisiko *für die hier angegebenen Parameter* bei der Thorax-DSA (Beispiel: Aortenbogen) niedriger, für die Abdomen-DSA (Beispiel: Nieren) höher zu sein als bei der konventionellen Blattfilmtechnik.

Fazit. Bezieht man in die Aussage 4 noch Durchleuchtungen von der Dauer oft vieler Minuten auf Seiten der konventionellen Angiographie mit ein [1], so kann man insgesamt annehmen, daß venöse DSA-Untersuchungen im Vergleich zu konventionellen Angiographien ein niedrigeres, arterielle DSA-Untersuchungen kein niedrigeres stochastisches Strahlenrisiko für den Patienten bedeuten.

Literatur

1. Ewen K, Fiebach BJO, Hinz A (1982) Somatisches Strahlenrisiko bei Angiographien. RöFo 137: 704
2. Ewen K, Lackner K, Fischer P (1983) Das somatische Strahlenrisiko bei Herzuntersuchungen mit der DSA und der EKG-getriggerten CT. RöFo 139: 440
3. ICRP-Publikation No. 26
4. Kamm KF (1985) Heutiger technischer Stand der digitalen Subtraktionsangiographie. Röntgenstrahlen 53: 34
5. Laws R, Rosenstein M (1978) A somatic dose index for diagnostic radiology Health Physics 33: 629
6. Neufang KFR, Ewen K (1983) Die Strahlenexposition bei der DSA der Nieren und des Aortenbogens. RöFo 139: 300
7. Neufang KFR, et al (1985) Messungen der Strahlenexposition des Patienten bei der indirekten transvenösen DSA-Vergleich von Pulse-mode- und Continuous-mode-Betrieb. Röntgenpraxis 6: 300
8. Pfeiler M, Marhoff P (1983) Zur Technik der digitalen Röntgenbildverarbeitung, insbesondere der DSA. Electromedica 1: 20 und dort aufgeführte Lit.-Angaben
9. Rathjen M, Ewen K, v. Endt H (1981) Berechnung von Organdosen bei Röntgenaufnahmen und Röntgendurchleuchtungen. Röntgenblätter 34: 363

Messungen zur Strahlenexposition von Untersucher und Patient bei der digitalen Subtraktionsangiographie

H. Schöfer, R. Huber

Allgemeines

Wichtige Ausgangsdaten zur Abschätzung der Strahlenbelastung von Personal und Patient sind gerätetechnische Angaben (mAs, kV, Fokus-BV-Abstand) und Informationen über Untersuchungspraktiken, insbesondere über die Anzahl der Expositionen bei bestimmten Untersuchungen sowie Feldgrößen und Abbildungsmaßstäbe (elektronische Vergrößerung).

Bei Dosismessungen mit technischen Phantomen sind bei der DSA-Technik besondere Gesichtspunkte zu berücksichtigen. Insbesondere ist die Reaktion der jeweiligen Regelsysteme auf Teile besonders hoher bzw. niedriger Absorption im Bildfeld in Betracht zu ziehen. In der vorliegenden Studie wurde auf Phantommessungen weitgehend verzichtet und hauptsächlich Messungen mit Thermolumineszenzdosimetern am Patienten und am Untersucher durchgeführt.

Die Messungen wurden an einer Siemensanlage durchgeführt. Sie bestand aus einem Arcoskop 110-3 DM, einem Pandoros-Optimatic-Generator und einem Digitron. Das Gerät wurde im Pulsbetrieb verwendet. Die Dosis je Exposition bei der DSA betrug am BV-Eingang 0,6 mR.

Die Eingangsdosisleistung am BV war bei der Dosisleistungsstufe 1 auf 25 µR/s eingestellt. Der Durchmesser
des BV war bei Normalvergrößerung 24 cm.

Strahlenbelastung für den Untersucher

Meßverfahren:

Auf einer Schutzschürze und einem Stirnband für den
Untersucher wurden einzeln kalibrierte TLD angebracht. Während der Dauer der Studie wurde diese Bleischürze bei allen Untersuchungen an dem beschriebenen
Ort vom jeweiligen Untersucher getragen.
Im Verlauf der Personendosismessungen wurden folgende Untersuchungen durchgeführt:

Karotiden 17
mittlere eingestellte Röhrenspannung   73 kV

Abdomen 14
mittlere eingestellte Röhrenspannung   77 kV

Arotenbogen 4
mittlere eingestellte Röhrenspannung   70 kV

Extremitäten 1   –

Die in der Tabelle in Klammern angegebenen Werte
beziehen sich auf Messungen hinter der Bleischürze.
Zum Teil wurden die Untersuchungen mit elektronischer
Vergrößerung durchgeführt. Die Röntgenröhrenspan-
nungen lagen dann zum Teil über 100 kV.
Am C-Bogen des Untersuchungsgerätes wurden TLDs
an 3 verschiedenen Stellen ortsfest angebracht. Der

Tabelle 1. Personendosismessungen

Meßort	2700 Expositionen mR	Monatsdosis mR	je 1000 Expositionen mR
Schilddrüse	270	600	100
Thorax	300 (< 5)	660	110
Gonaden	270 (< 5)	640	107
Schulter	48	100	18
Auge	110	240	40

Abstand zum Strahlenfeld betrug ca. 80 cm. Die Ergebnisse sind in der nachfolgenden Tabelle zusammengestellt.

Tabelle 2. Ergebnisse

Meßort	290 Bilder	Monatsdosis bei 6000 Bildern
Augenhöhe	390 mR (50)	8000 mR
Brusthöhe	340 mR (55)	7000 mR
Gonadenhöhe	730 mR (80)	15000 mR

Die angegebenen Dosen beziehen sich auf DSA-Untersuchungen einschließlich Durchleuchtung. In der ersten Spalte sind in Klammern Dosiswerte angegeben, die für die Durchleuchtung (ohne DSA) ermittelt wurden. Man sieht, daß der Anteil der aus der Durchleuchtung herrührenden Dosis etwa 10–15% der gesamten Dosis ausmacht.

Der Vergleich der Meßergebnisse der Ortsdosen am C-Bogen mit den Dosiswerten, die am Untersucher bestimmt wurden, zeigt, daß während der Strahlzeit der Abstand des Untersuchers vom Strahlenfeld wesentlich größer ist als 80 cm (Abstand Streuvolumen/C-Bogen).

Würde dieser sich in der unmittelbaren Umgebung des Patienten aufhalten, müßte man eine etwa 10- bis 15mal höhere Dosis am Untersucher erwarten.

Der große Unterschied zwischen der Dosis, gemessen am Auge des Untersuchers und an der Schilddrüse, ist wohl dadurch zu erklären, daß während der Röntgenuntersuchung der Blick auf den Monitor gerichtet ist, während der Rumpf des Untersuchers dem Patienten zugewandt ist. Je nach Positionierung des Monitors lassen sich damit für die Augen des Untersuchers u. U. wesentlich reduzierte Dosiswerte erreichen.

Strahlenbelastung für den Patienten

Die Strahlenbelastung für den Patienten ergibt sich aus der Aufnahmezahl und den Aufnahmeparametern.

Tabelle 3. Am Patienten gemessenen Organdosen

Organ	mAs	kV	Anzahl der Bilder	Meßort	Dosis pro Untersuchung (R)	Dosis pro Bild (R)
Karotiden	50	73	53	Genick	10	0,2
				Kehlkopf	0,8	0,2
				Auge	0,08	0,2
				Schilddrüse	0,14	0,2
Nieren	50	77	18	Niere	6	0,2
				Wirbelsäule	3	0,2
				Nabel	0,1	0,2
				Strahlenaustritt		
				Niere	0,31	0,2
				Peniswurzel	0,13	0,2
				Hodenkapsel	0,001	

Wegen der besseren Verfügbarkeit bei der DSA ist eine erhöhte Aufnahmezahl im Vergleich zu Blattfilmwechslern zu erwarten. Die von uns gefundene Aufnahmezahl von 75 Expositionen je Untersuchung erscheint auch für eine DSA-Untersuchung außerordentlich hoch. Mit zunehmender Erfahrung beim Gebrauch der neuen Technik sollte sich diese Zahl aus Gründen des Strahlenschutzes für Patient und Personal reduzieren lassen. Die Aufnahmeparameter für eine DSA-Exposition sind etwa vergleichbar mit denen einer hochverstärkenden Film-Folienkombination (Empfindlichkeit 200 nach DIN).

Strahlenexposition bei der DSA des Herzens

E. ZEITLER, H.-J. REHM, W. SEYFERTH

Neue radiodiagnostische Verfahren haben sich an den Möglichkeiten und Grenzen bisheriger Verfahren zu orientieren. Dabei kann durchaus die bildgebende Diagnostik mit Röntgenstrahlen auch bei höherer Strahlenexposition des Patienten als mit bisherigen Methoden vertretbar sein, wenn entweder ein wesentlicher Informationsgewinn oder eine Reduktion des allgemeinen Untersuchungsrisikos damit verbunden sind.

Der bisherige klinische Einsatz der intravenösen digitalen Subtraktionsangiographie war lediglich für die Beurteilung des linken Ventrikels vorteilhaft, da die Katheterisation des linken Ventrikels überflüssig wurde und gleichzeitig die hämodynamischen Veränderungen des linken Ventrikels ohne und nach Belastung ohne katheterbedingte Rhythmusstörungen analysierbar wurden. Die intravenöse Kontrastmittelapplikation für die Darstellung der Koronararterien ist jedoch nicht ausreichend (Abb. 1).

Durch den Einsatz der EKG-getriggerten digitalen Subtraktionsangiographie sind auch für die Diagnostik der Kranzarterien Vorteile erkennbar (Abb. 2 und 3). Diese bestehen:

1. in der reduzierten Kontrastmittelmenge pro Serie,
2. der digitalen Quantifizierung des Stenosegrades von Koronararterien, und

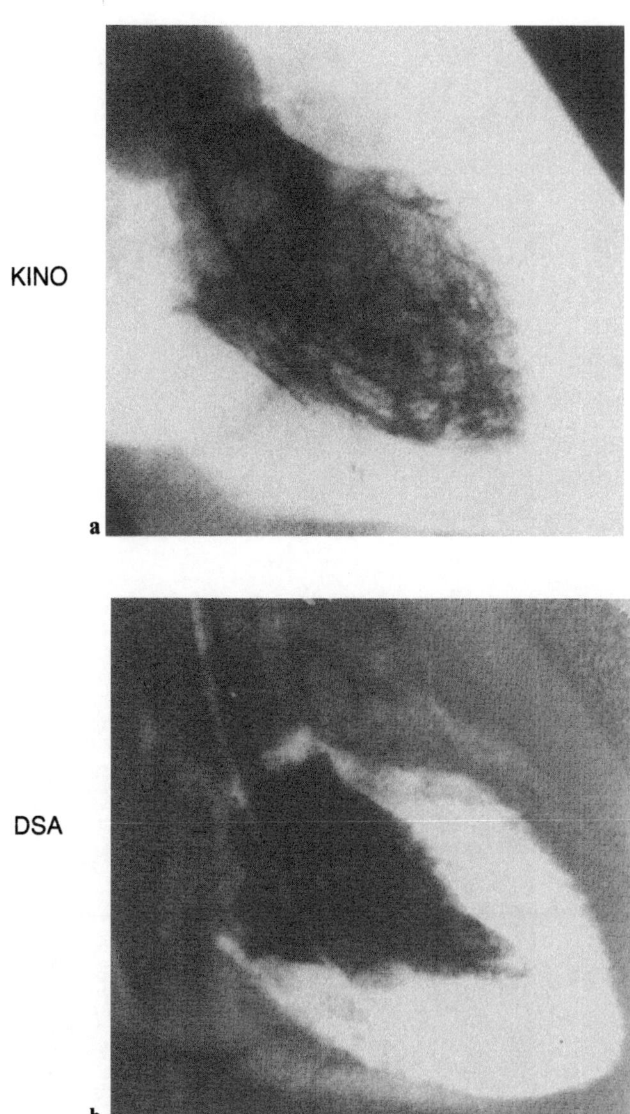

Abb. 1a u. b. Selektive Laevokardiographie.
a BV-Kinematographie, **b** DSA

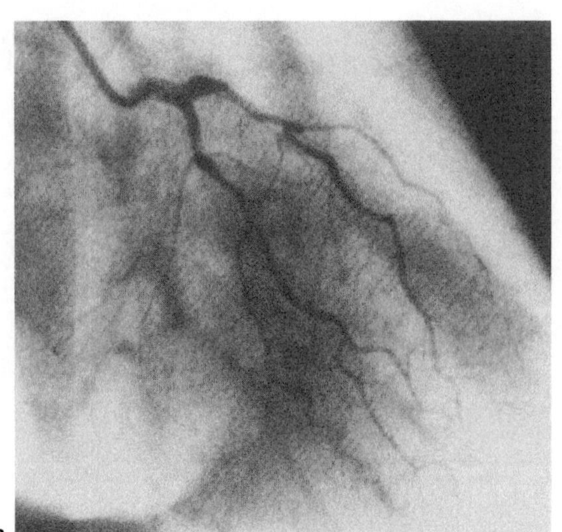

Abb. 2a u. b. Selektive Koronarangiographie linke Kranzarterie.
a Kinematographie, **b** EKG-getriggerte DSA

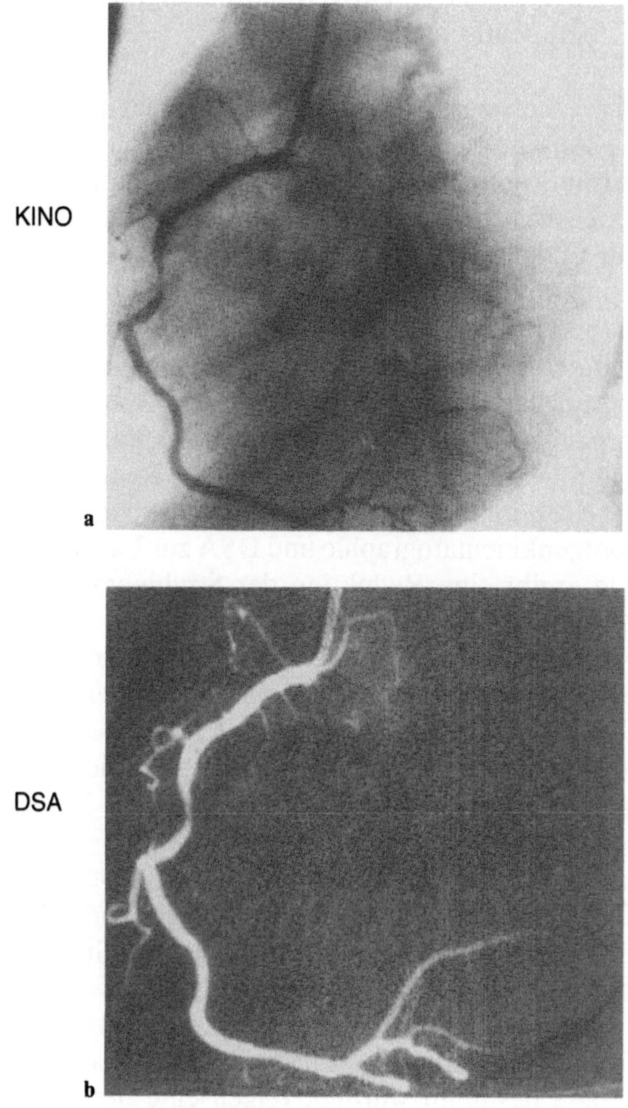

Abb. 3a u. b. Selektive rechte Koronarangiographie.
a Kinematographie, **b** EKG-getriggerte DSA

3. der dadurch objektiven morphologischen Kontrolle
therapeutischer Maßnahmen.

Die verbesserte Kontrastauflösung gleicht in den relevanten Abschnitten der Koronararterien die verminderte Ortsauflösung gegenüber der Kinematographie aus. Unter diesem Aspekt haben wir für die Laevokardiographie und die rechts- sowie linksseitige selektive Koronarangiographie die Strahlenexposition sowohl während der Katheterisation bei Röntgenkinematographie als auch digitaler Subtraktionsangiographie gemessen.
Die Strahlenexposition während des Katheterisierungsvorganges ist von der verwendeten Diagnostik unabhängig und variiert zwischen 700 und 900 Rcm^2.
Die Gegenüberstellung der Strahlenexposition bei der Röntgenkinematographie und DSA zur Laevokardiographie ergibt eine Reduktion der Strahlenexposition um den Faktor 2–4 bei der DSA.
Die Dosis der konventionellen Kineangiographie mit Aufnahmezeiten von 14–18 s variiert zwischen 1000 und 1900 Rcm^2.
Bei digitaler Laevokardiographie beträgt die Strahlenexposition für 14 s Aufnahmezeit zwischen 360 und 440 Rcm^2.
Zählt man die Durchleuchtungszeit zur optimalen Positionierung und Einblendung mit der gleichen Dosis von 400 Rcm^2 hinzu, so ist eine Reduktion der Strahlenexposition um den Faktor 2 erkennbar.
Die Messungen bei 3 Patienten, die sowohl mittels Kineangiographie als auch digitaler Subtraktionsangiographie bestimmt wurden, zeigen eine breite Streuung (Abb. 4).

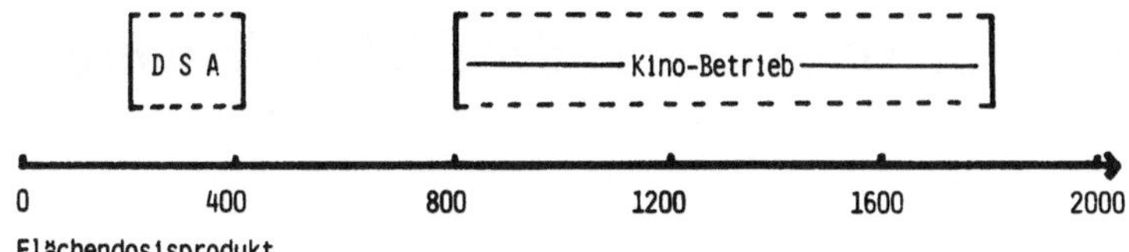

Abb. 4. Ergebnis der Oberflächendosismessungen (Flächendosisprodukt) bei EKG-getriggerter DSA und Bildverstärkerkinematographie bei 3 Patienten. Bei jedem Patienten wurden 6 Filmszenen mit jeder der beiden Techniken aufgenommen

Die Oberflächendosis jeder Serie war aber bei der EKG-getriggerten DSA immer niedriger, als bei der Kineangiographie.

Obwohl die räumliche Auflösung bei sehr kleinen Aufzweigungen der Koronararterien im Kinematogramm größer ist, so ist durch die verbesserte Kontrastauflösung im Bereich der Koronargefäße mit relevantem Gefäßdurchmesser für den therapeutischen Ansatz keine Reduktion, sondern eher eine Verbesserung der diagnostischen Information erkennbar. Wenngleich dies an einer größeren Untersuchungszahl noch zu belegen ist, so zeigen die Dosismessungen, daß der Einsatz der digitalen Subtraktionsangiographie bei selektiver Kontrastmittelapplikation in den linken Ventrikel oder in die Kranzarterie nicht mit einer Erhöhung der Strahlenexposition des Patienten einhergeht. Der dosissparende Effekt ist jedoch bei den Patienten mit KHK von geringer Bedeutung. Wichtiger ist es, daß unter den Bedingungen der EKG-Triggerung eine Dosisreduktion bei der Angiokardiographie im Säuglings- und Kleinkindesalter erzielt wird.

Strahlenexposition bei der DSA – Resümee

Am 29. November 1985 hat im Klinikum der Stadt Nürnberg ein Expertengespräch über die Strahlenexposition bei der DSA stattgefunden.
Die 40 Teilnehmer waren Radiologen, Medizinphysiker, Ingenieure der Industrie und Vertreter der Behörden. Insgesamt wurden 10 Vorträge gehalten, diesen schloß sich eine ausführliche Diskussion an. In der Diskussion konnte über folgende Punkte Einigkeit erzielt werden:

1. Auswahl der Untersuchungsmethode

Die Auswahl der Untersuchungsmethode kann nicht nur nach Gesichtspunkten der Stahlenexposition getroffen werden. Klinisch relevante Vorteile der Methode sind bei Beurteilung der Strahlenexposition mit einzubeziehen.

2. Meßgröße für die Strahlenexposition

In den verschiedenen Vorträgen wurde als Maß für die Strahlenexposition die Oberflächendosis, Organdosen, die Dosis am Systemeingang und das Flächendosisprodukt verwendet. Nach Ansicht der Teilnehmer haben alle diese Dosisgrößen ihre Berechtigung, wobei die Organ-

dosen und das Flächendosisprodukt am nähesten mit dem
möglicherweise existierenden Risiko verknüpft sind.

Das Flächendosisprodukt erscheint mit dem Strahlenrisiko korrelierbar zu sein und hat darüber hinaus den
Vorteil der einfachen Zugänglichkeit.

Die Oberflächendosis wurde zwar von vielen Autoren als
Maß benutzt, jedoch erscheint dieser Wert nur bedingt
geeignet, da eine Proportionalität zwischen Oberflächendosis und Strahlenrisiko nicht in allen Fällen evident ist.

Die Dosis am Systemeingang erscheint vor allem für die
Hersteller die geeignete Meßgröße zu sein.

3. Bezug der Strahlenexposition

Die Strahlenexposition variiert, wie in vielen Vorträgen
zum Ausdruck kam, in extrem weiten Grenzen in Abhängigkeit von der Fragestellung, der Untersuchungsart,
dem Patienten usw.

Trotz der in weiten Grenzen variierenden Strahlenexposition erscheint den Teilnehmern die Angabe der Strahlenexposition in Abhängigkeit von der Untersuchungsart
am aussagekräftigsten. Es erscheint zulässig bei einer
genügend großen Fallzahl die Mittelwerte zu vergleichen.

4. Vergleich der verschiedenen Methoden

Der Vergleich verschiedener angiographischer Verfahren (konventionell, DSA mit seriellem oder kontinuierlichem Betrieb) ist problematisch. Bei einem Vergleich
müssen berücksichtigt werden die Invasivität der
Methode, das Kontrastmittelrisiko (Kontrastmittel-

menge und -art), die Qualität der Röntgenbilder (Kontrast und Ortsauflösung), die Schnelligkeit der Informationsgewinnung, die Wahrscheinlichkeit für das Auftreten von Bewegungsartefakten und die Strahlenexposition von Patient und Personal.

Wie vorgetragen wurde, gilt für das Signal zu Rauschverhältnis:

$$S/R \text{ proportional } C_{KM} \cdot \sqrt{D}$$

Dies bedeutet, daß eine Verringerung des Kontrastmittels mit dem quadratischen Anstieg der Dosis erkauft werden muß.

5. „Pulse- und continuous-mode"

Während des Gespräches wurde diskutiert und dargelegt, daß die Strahlenexposition bei Pulse-mode und Continuous-mode etwa identisch ist mit der Einschränkung, daß in beiden Fällen exakt gleiche Bedingungen hinsichtlich der Gerätekomponenten, der Bildqualität usw. vorliegen.

Als Beispiel diene die Strahlenexposition bei der Untersuchung einer Nierenarterienstenose.

So zeigt sich, daß im Falle gleicher Untersuchungsbedingungen (gleiche Geometrie, gleiche BV-Eingangsgröße, gleiche Szenenlänge, vergleichbare Patienten) das Verhältnis von Oberflächendosis zu Bildverstärker-Eingangsdosisleistung praktisch unabhängig vom Strahlungsmode ist und somit Unterschiede in der Strahlenexposition des Patienten bei sonst identischen Bedingungen aus nur unterschiedlichen BV-Eingangsdosisleistungen resultieren können:

Pulse-mode

$$\frac{\text{Oberflächendosis}}{\text{BV-Eingangsdosisleistung}} = \frac{0,13 \text{ Gy}}{1500 \text{ }\mu\text{R/s}} = 90 \text{ } \frac{\text{mGy}}{\text{mR/s}}$$

Continuous-mode

$$\frac{\text{Oberflächendosis}}{\text{BV-Eingangsdosisleistung}} = \frac{0,08 \text{ Gy}}{1000 \text{ }\mu\text{R/s}} = 80 \text{ } \frac{\text{mGy}}{\text{mR/s}}$$

Die Szenendauer betrug in diesem Beispiel für beide „Modes" 12 s.

6. Vergleich mit publizierten Ergebnissen

Ein Vergleich der Strahlenexposition bei der DSA mit der Strahlenexposition bei der konventionellen Angiographie ist selbst bei genauer Betrachtung der Bedingungen schwierig. Die in der Literatur präsentierten Ergebnisse lassen sich sicher nicht verallgemeinern. Im allgemeinen ist bei intravenöser Kontrastmittelinjektion die Strahlenexposition bei der DSA größer als bei der konventionellen Angiographie. Diese Verhältnisse können sich unter Umständen bei intraarteriellen Injektion umkehren, wobei die Verkürzung der Strahlenexpositionszeit entscheidend ist.

7. Reduktion der Dosis

Die Teilnehmer am Gespräch räumten die Möglichkeit ein, daß die „verwendete" Dosis nicht in allen Fällen für die Diagnostik notwendig ist. Es wurde der Appell ausgesprochen, die Dosis bewußter an die „erforderliche" Bildqualität anzupassen.